넷째, 안전하고 편안한 생활을 위한 **생활안전 관련 콘텐츠**로 구성하였습니다.

일상생활에서 발생할 수 있는 안전관련 소재를 활용한 인지훈련을 통해 어르신들이 안전한 삶을 영위하실 수 있도록 하였습니다.

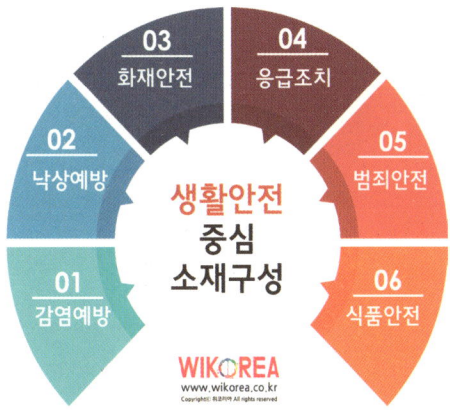

다섯째, **과학적 성과분석**이 가능합니다.

교재에 수록된 매월 평가기준 및 평가표를 통해 월별 성과를 과학적으로 분석할 수 있습니다.

2019년 부터 다수의 치매안심센터, 주간보호센터와 연계하여 통계적 검증을 실시하였으며, 대부분 인지영역에서 효과성을 입증하였고, 우울증 감소와 주관적 기억력 장애도 개선됨을 알 수 있습니다.

> 기능제약의 정도(WHODAS 2.0)는 증가하였으나 **기억장애**(SMCQ), **우울감**(GDS)은 **감소**하였고,
> **치매 중증화**(MMSE-K)가 **지연**되었으며, **전반적 인지능력이 향상** 되었음(대응표본 t-검정)

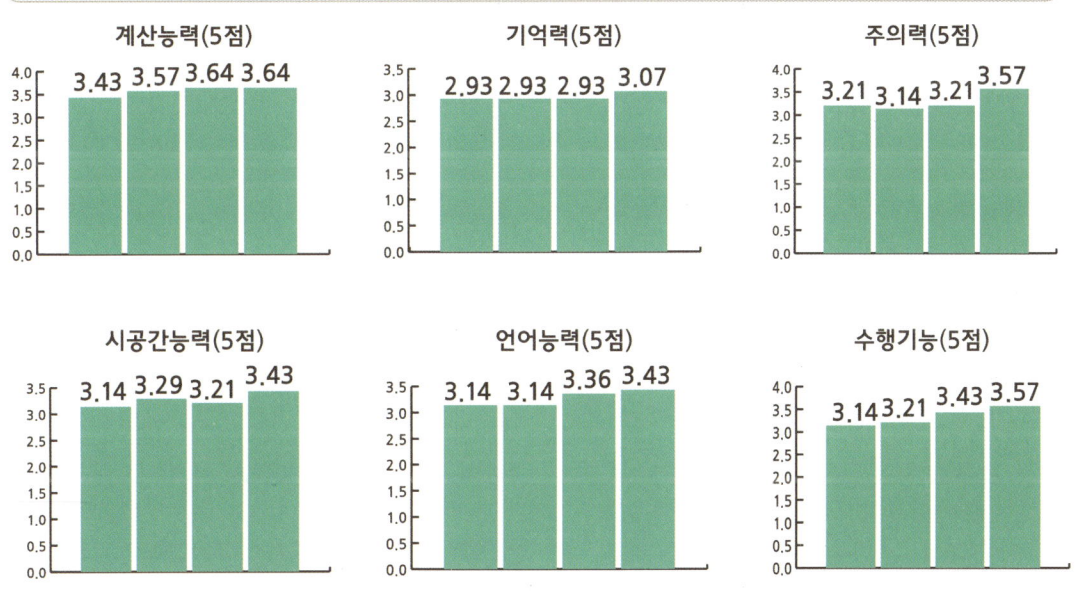

여섯째, 위코리아 **인지프로그램의 전문성**

2018년 부터 치매전문 프로그램을 개발하여 약 100여종의 저작권을 보유하고 있습니다.

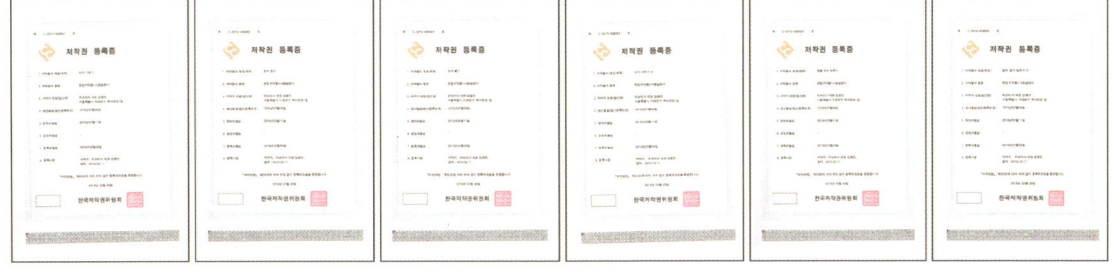

본 교재를 통해 치매 예방에 도움이 되기를 희망합니다.

위코리아 연구소

목차

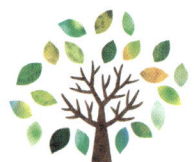

머리말   2

1일
응급안전알림	기억력	7
선 그림 만들기	시공간능력	8
입출금 하기	계산능력	9
생활 안전	언어능력	10
매일 견과류	주의력	11
지하철 이용	수행기능	12

2일
에너지바우처	기억력	14
길찾기	시공간능력	15
근로장려금	계산능력	16
다른 종류 찾기	언어능력	17
같은 음식 찾기	주의력	18
도로교통표지찾기	수행기능	19

3일
쭈꾸미 연포탕	기억력	21
그림 퍼즐	시공간능력	22
식재료 구매	계산능력	23
단어 퍼즐	언어능력	24
틀린 그림 찾기	주의력	25
사회적 거리두기	수행기능	26

4일
제철음식	기억력	28
막대 회전하기	시공간능력	29
여수 관광	계산능력	30
심근경색 전조증상	언어능력	31
길 만들기	주의력	32
단어 찾기	수행기능	33

5일
복약 지도	기억력	35
박스 갯수 맞추기	시공간능력	36
두부 전문점	계산능력	37
낱말 퍼즐	언어능력	38
숫자 규칙 칠하기	주의력	39
십자 암호풀이	수행기능	40

주간 활동 점검   41

6일
비상전화번호	기억력	43
같은 넓이 찾기	시공간능력	44
디지털 숫자 만들기	계산능력	45
다양한 직업	언어능력	46
다른 조합 찾기	주의력	47
속담 찾기	수행기능	48

7일
뇌 건강 식품	기억력	50
키보드 연습	시공간능력	51
버스 정류소	계산능력	52
짝단어	언어능력	53
숨은 그림 찾기	주의력	54
여행 일정	수행기능	55

8일
뇌 기능 활성화	기억력	57
막대 분리	시공간능력	58
열량 소모량	계산능력	59
상황 대처	언어능력	60
갯수가 다른 것 찾기	주의력	61
도형 채우기	수행기능	62

9일
저작 및 연하곤란	기억력	64
거울에 반사하기	시공간능력	65
열차운행시간표	계산능력	66
암호 만들기	언어능력	67
같은 방향 표시 찾기	주의력	68
삼각형 만들기	수행기능	69

10일
치매 예방	기억력	71
막대 숫자 암호	시공간능력	72
가장 큰수와 작은수	계산능력	73
끝말 잇기	언어능력	74
같은 모양 벌집 찾기	주의력	75
규칙 발견하기	수행기능	76

주간 활동 점검   77

11일
노인 외래 정액제	기억력	79
막대 글자 암호	시공간능력	80
반찬 가게	계산능력	81
초성퀴즈	언어능력	82
같은 색 글자 찾기	주의력	83
도형 숫자	수행기능	84

12일
배회감지기 보급	기억력	86
글자 반사하기	시공간능력	87
구슬 숫자 파악하기	계산능력	88
감각 표현	언어능력	89
숫자 연결하기	주의력	90
약속 시간 지키기	수행기능	91

13일			
	식사요법	기억력	93
	버스 노선도	시공간능력	94
	육류 구매	계산능력	95
	의미의 다양성	언어능력	96
	다른 색 찾기	주의력	97
	물통 채우기	수행기능	98

14일			
	추천 식단	기억력	100
	물에 비친 막대	시공간능력	101
	뮤지컬 관람	계산능력	102
	등산 안전 수칙	언어능력	103
	종량제 쓰레기	주의력	104
	시계 바늘	수행기능	105

15일			
	디지털 도어락 열기	기억력	107
	옆면 모양 맞추기	시공간능력	108
	관리비 납입영수증	계산능력	109
	연관 단어	언어능력	110
	같은 모양 박스 찾기	주의력	111
	숫자 규칙 찾기	수행기능	112

주간 활동 점검 … 113

16일			
	노인 실명예방	기억력	115
	같은 모양 찾기	시공간능력	116
	식용유 가격 비교	계산능력	117
	문장배열	언어능력	118
	같은 곡식 찾기	주의력	119
	단어 규칙 찾기	수행기능	120

17일			
	전자레인지 사용	기억력	122
	거울에 비친 숫자	시공간능력	123
	노인 단기가사 지원	계산능력	124
	상상해서 그리기	언어능력	125
	같은 계산기 찾기	주의력	126
	성냥 개비 계산	수행기능	127

18일			
	심근경색	기억력	129
	바둑알 놓기	시공간능력	130
	지역공동체 일자리	계산능력	131
	감염예방	언어능력	132
	병원 전단지	주의력	133
	숫자 채우기	수행기능	134

19일			
	플라스틱 표시	기억력	136
	화살표 그리기	시공간능력	137
	고속버스운행시간표	계산능력	138
	식중독 예방	언어능력	139
	틀린 눈금 찾기	주의력	140
	한 붓 그리기	수행기능	141

20일			
	미세먼지 도움식품	기억력	143
	약도 그리기	시공간능력	144
	경주 여행 경비	계산능력	145
	속담 완성	언어능력	146
	연하식품 조리	주의력	147
	열량 소모량	수행기능	148

주간 활동 점검 … 149

정답 및 평가기준 … 150

평가표 … 208

☐☐☐☐년 ☐☐월 ☐☐일 ☐요일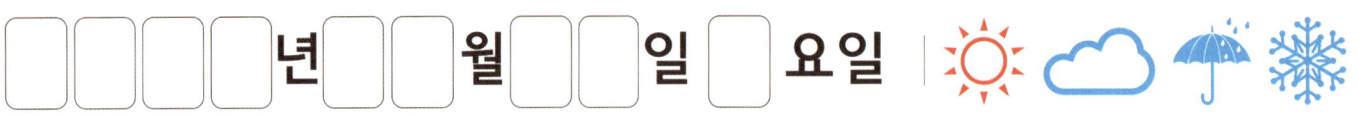

1일차

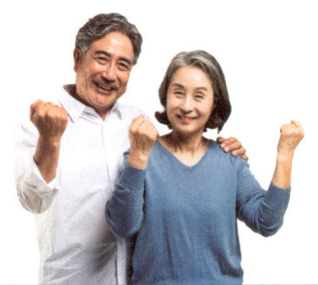

나의 다짐	오늘의 목표, 하고 싶은 일, 계획 등을 적어 주세요.

선생님께 부탁드리는 내용(보호자 작성)

응급안전알림서비스

기억력 Lv 6

아래는 응급안전알림서비스 사업내용입니다. 아래 빈 칸에 알맞은 내용을 적어 주세요.

1. 대상
① **만 65세 이상**의 **기초생활수급자**로서 **치매 또는 치매고위험군**
② **노인맞춤돌봄서비스** 대상자 중 상시 안전확인이 필요한 대상자

2. 내용
가정에 **화재·가스 감지센서** 및 **응급호출기** 등을 설치

3. 방법
읍면동 주민센터 방문 신청

*20초간 내용을 본 후 위의 내용을 가리고 5초 후 진행해 주세요.

---

1. 대상
① 만 65세 이상의 기초생활수급자로서 치매 또는 치매고위험군
② 노인맞춤돌봄서비스 대상자 중 상시 안전확인이 필요한 대상자

2. 내용
가정에 ▒▒▒▒▒▒▒▒▒▒▒▒ 및 응급호출기 등을 설치

3. 방법
읍면동 주민센터 방문 신청

선 그림 만들기

왼쪽 선 그림과 동일하게 선을 연결해 완성해 주세요.

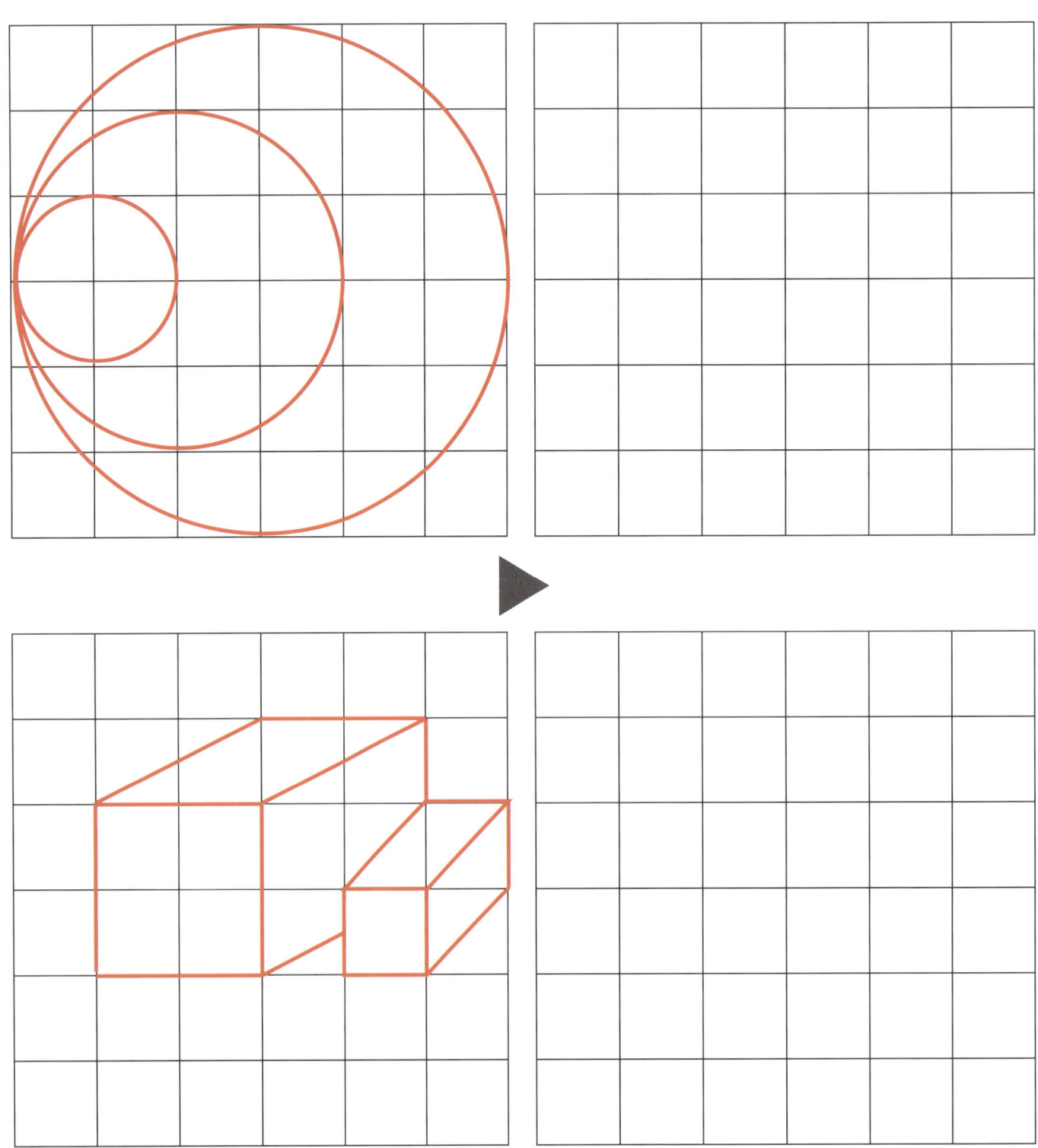

입출금 하기

계산능력 Lv 6

은행에서 입금을 하려고 합니다. 아래 계좌 정보를 확인하고 입금 전표에 작성해 주세요.

입금 정보

1. 입금 은행 : 위코리아 은행
2. 계좌번호 : 112-57-32468
3. 예금주 : 김건강
4. 금액 : 27,000+85,000+33,000

찾으실 때

계좌번호	— —

금 _____ 원

위 계좌의 금액을 지급하여 주십시오.

예금주
(수익자)   인(서명)

수표 발행을 원하시는 경우	10만원권	매 ₩
	100만원권	매 ₩
현금	5만원권	매 ₩

입금하실 때

계좌번호	— —
금 액	₩
예금주 (받으실분)	
타행 입금시	은행 지점
보내시는 분	성명
	전화번호

주거래 은행 : 인지은행
나의 계좌번호 : 123-45-78911

생활 안전

아래 그림을 보고 상황에 맞는 안전표지판을 선택하고 표지판 이름을 적어 주세요.

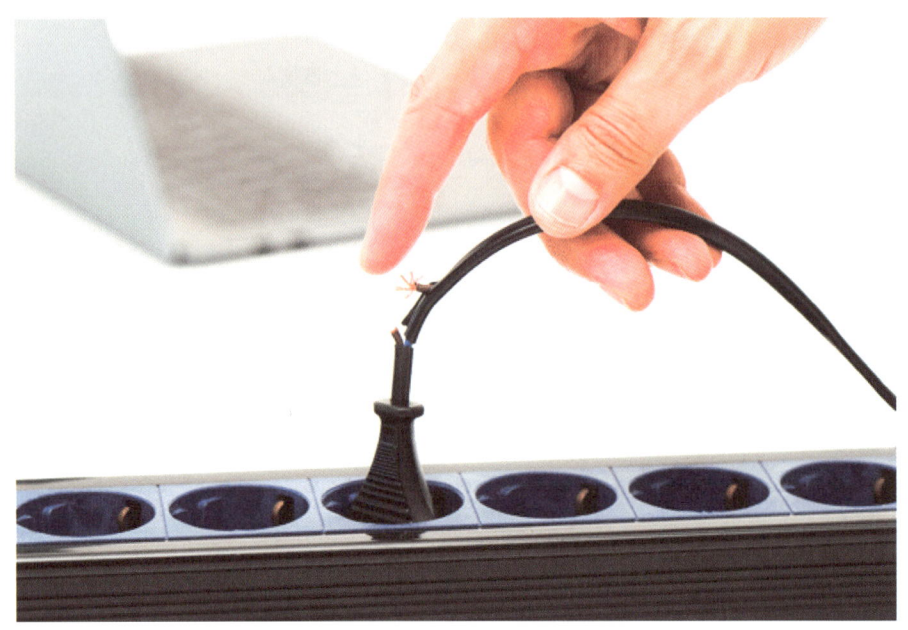

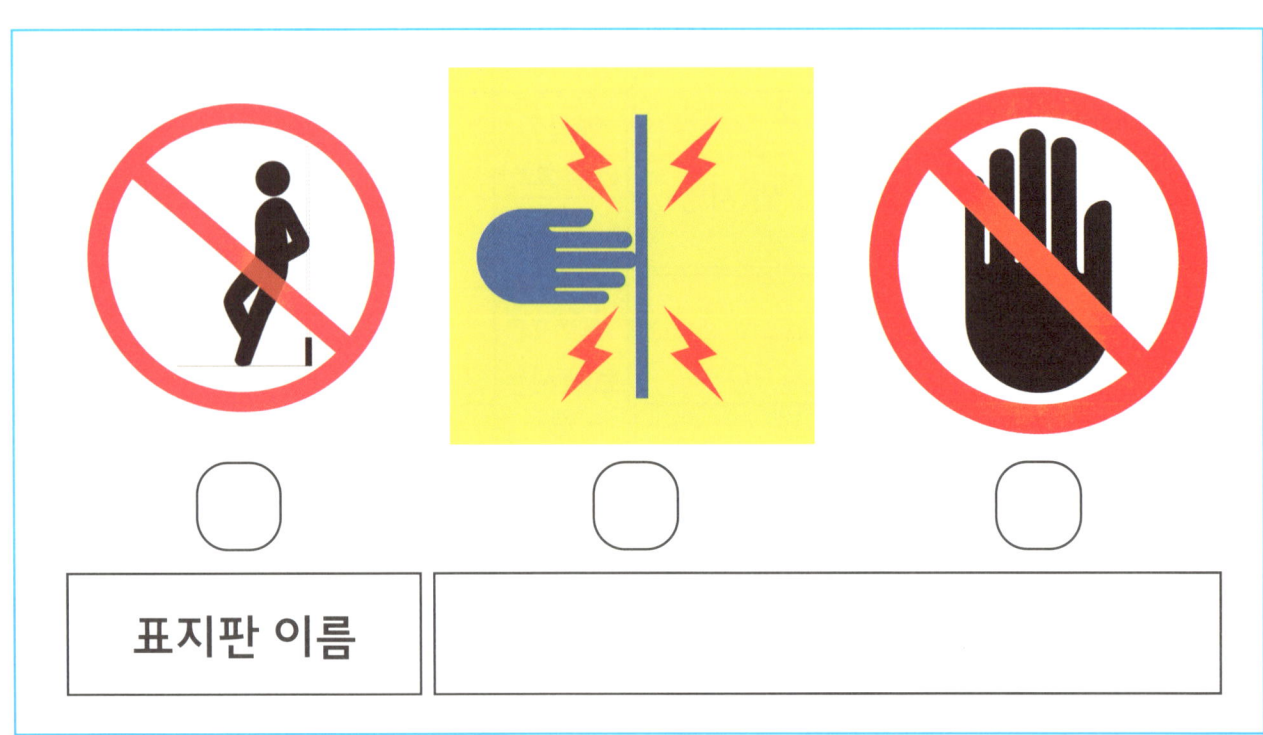

| 표지판 이름 | |

매일 견과류

주의력 Lv 6

위, 아래 제품설명 중 다른 것을 찾아 ○ 표시해 주세요.

제품명	자연가득 매일 견과
식품유형	땅콩 또는 견과류 가공품
구성	호두, 헤이즐넛, 피칸, 캐슈넛, 아몬드, 마카다미아, 땅콩
원재료	땅콩20%, 호두20%, 구운아몬드20%, 구운캐슈넛 10%, 구운피칸10%, 구운헤이즐넛10%, 마카다미아10%
유통기한	2021. 08. 27 F1 I29J07 까지

제품명	자연가득 매일 견과
식품유형	땅콩 또는 견과류 가공품
구성	호두, 헤이즐넛, 피칸, 캐슈넛, 아몬드, 마카다미아, 땅콩
원재료	땅콩20%, 호두20%, 구운아몬드20%, 구운캐슈넛 10%, 구운피칸11%, 구운헤이즐넛10%, 마카다미아10%
유통기한	2021. 08. 27 F1 I29J07 까지

지하철 이용

수행기능 Lv 6

신촌에서 **국내선 항공기**를 타러 가려고 합니다.
아래 빈 칸을 채워 주세요.

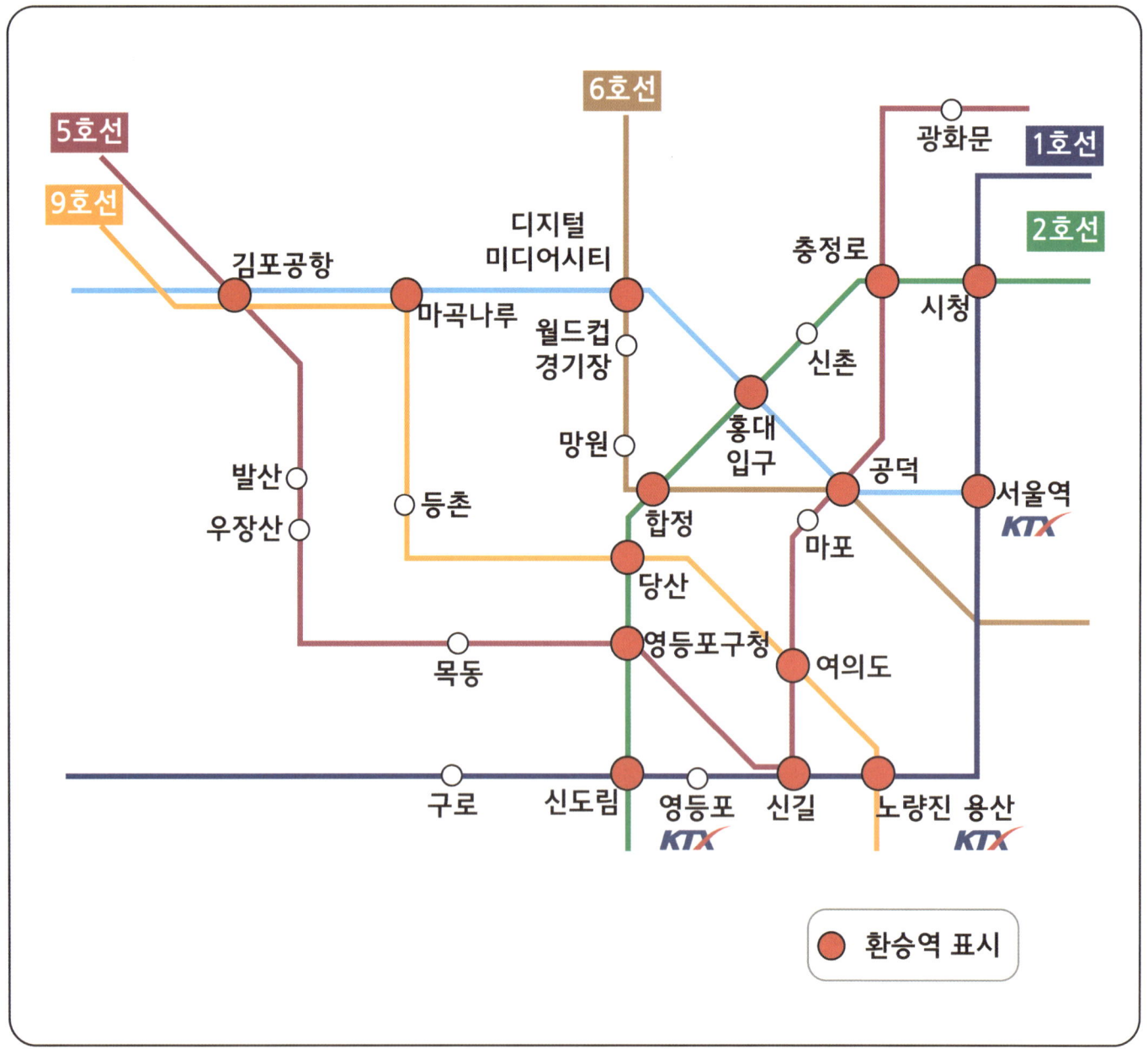

출발역	환승역	도착역

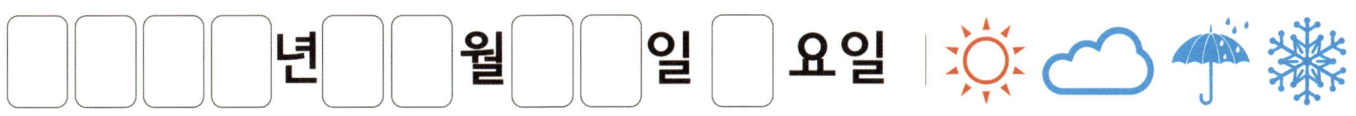

2일차

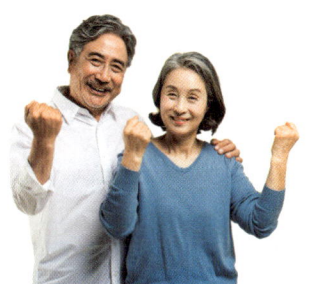

나의 다짐	오늘의 목표, 하고 싶은 일, 계획 등을 적어 주세요.

선생님께 부탁드리는 내용(보호자 작성)

에너지바우처

기억력 Lv 6

다음은 에너지바우처 제도 개요입니다. 내용을 확인 후 아래 빈 칸을 채워 주세요.

선정기준

생계급여 수급자 또는 의료급여 수급자이면서 본인 또는 가구원 중에 아래 해당하는 경우 지원하며 관할 거주지 읍면동 주민센터에 방문 신청합니다.
1. 65세 이상 노인
2. 장애인
3. 임산부(임신 중이거나 출산 후 6개월 미만)
4. 중증질환자
5. 희귀질환자
6. 중증난치질환자
7. 한부모가족
8. 소년소녀가정

*20초간 내용을 본 후 위의 내용을 가리고 5초 후 진행해 주세요.

구분	질문	답변
1	7번째 선정기준은 무엇일까요?	

길 찾기

시공간능력 Lv 6

출발지에서 도착지까지 길을 찾아 선으로 연결해 주세요.

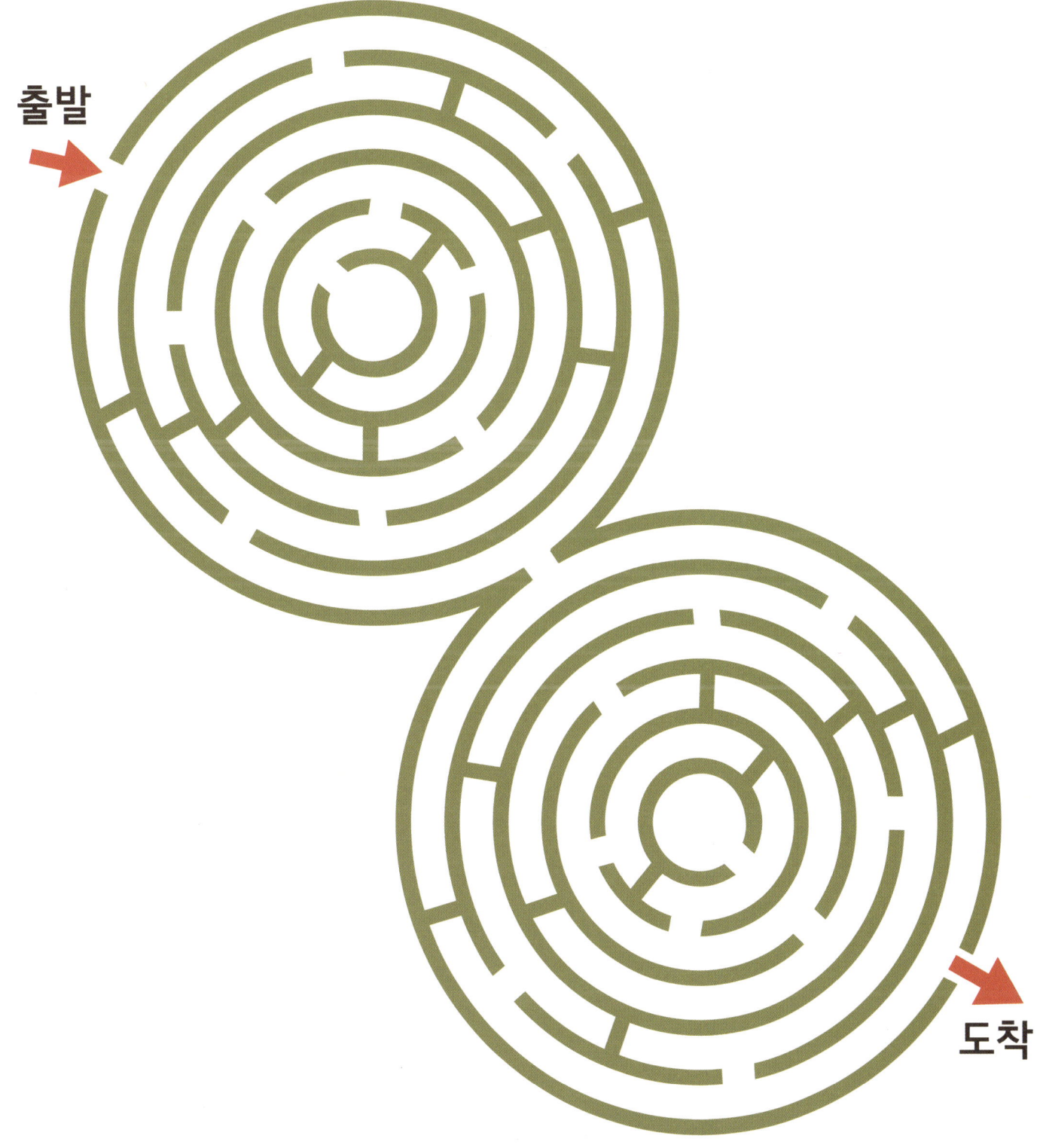

근로장려금

계산능력 Lv 6

아래는 근로장려금 지원내용입니다. 아래 질문에 답해주세요.

지원내용

구분	총급여액	지원내용
단독 가구	400만원 미만	총급여액 등×150/400
	400~900만원 미만	150만원 정액
	900~2,000만원 미만	150만원-(총급여액 등-900만원)×150/1100
홑벌이 가구	700만원 미만	총급여액 등×260/700
	700~1,400만원 미만	260만원 정액
	1,400~3,000만원 미만	260만원-(총급여액 등-1,400만원)×260/1600
맞벌이 가구	800만원 미만	총급여액 등×300/800
	800~1,700만원 미만	300만원 정액
	1,700~3,600만원 미만	300만원-(총급여액 등-1,700만원)×300/1900

1. 단독 가구이며 총급여액이 1,120만원이면 근로장려금은 얼마일까요? _____ 원

참고

· 근로장려금 신청은 관할 세무서에 방문, 전화, 우편, 인터넷을 통해 신청합니다.

다른 종류 찾기

언어능력 Lv 6

아래 그림 중 종류가 다른 것을 찾아 ○ 표시하고 아래 빈 칸을 채워 주세요.

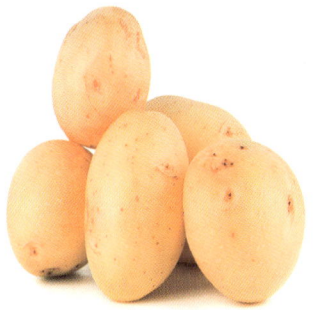 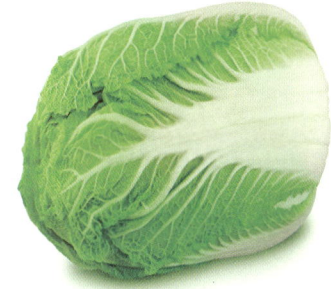 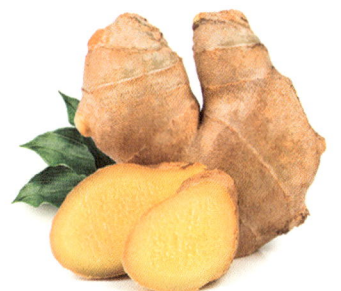

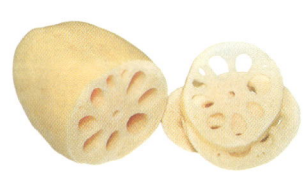  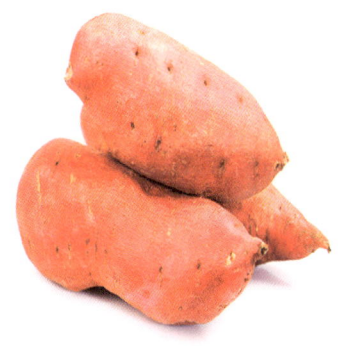

구분	종류
많은 종류의 이름은 인가요?	뿌리채소
종류가 다른 것의 이름은 무엇인가요?	

같은 음식 찾기

주의력 Lv 6

아래 그림과 같은 그림을 찾아 ○표시해 주세요.

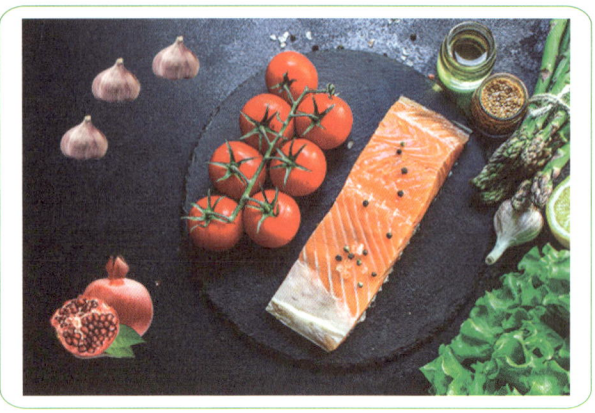

①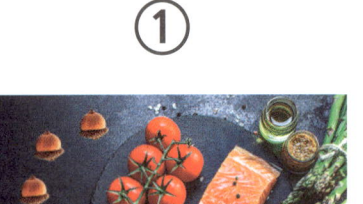

②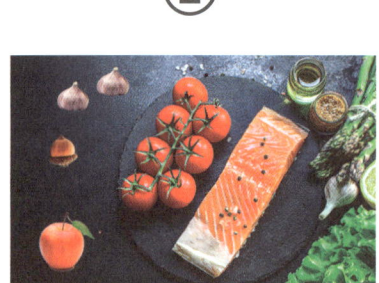

③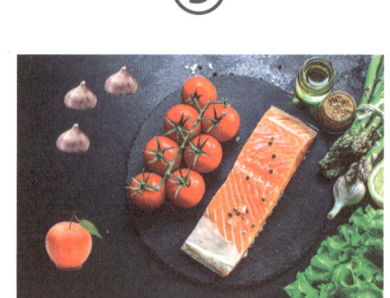

④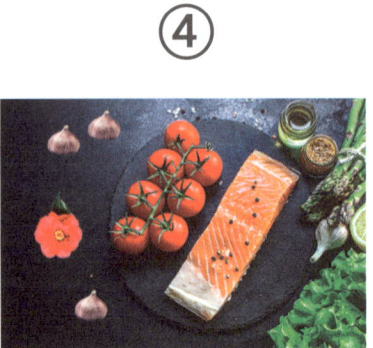

⑤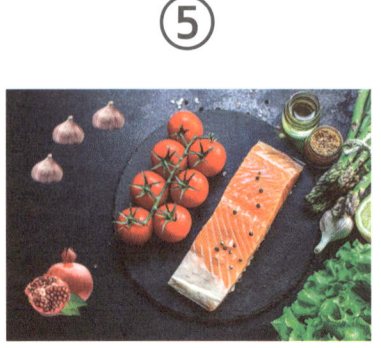

⑥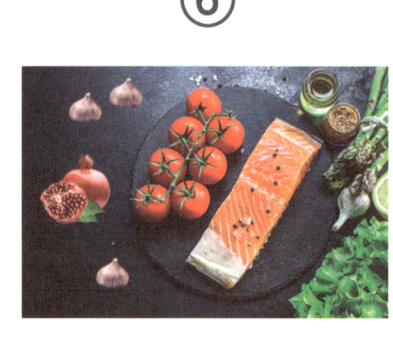

도로교통표지 찾기 수행기능 Lv 6

'노인보호'에는 'O', '자전거통행금지'에는 '△'로 표시하고, 'O'과 '△'의 갯수의 합을 써 주세요.

  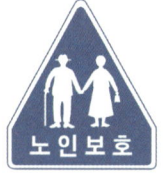  

 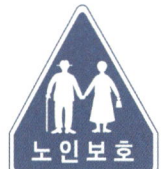 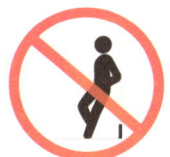  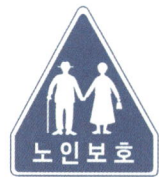

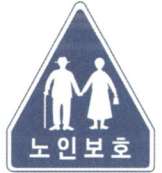 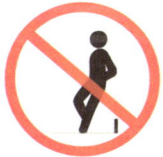   

 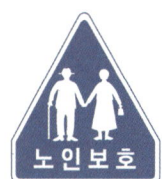  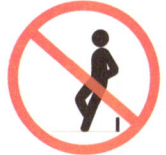 

'노인보호'의 갯수	'자전거통행금지'의 갯수	합

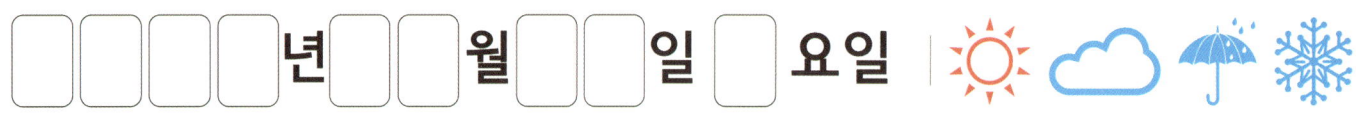

☐☐☐☐년 ☐☐월 ☐☐일 ☐요일

3일차

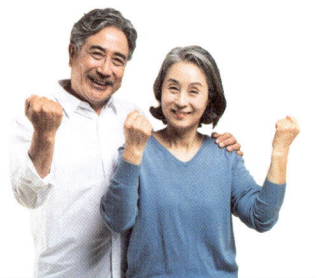

나의 다짐	오늘의 목표, 하고 싶은 일, 계획 등을 적어 주세요.

	선생님께 부탁드리는 내용(보호자 작성)

쭈꾸미 연포탕

기억력 Lv 6

아래는 쭈꾸미 연포탕 만드는 방법입니다.
아래 질문에 답해 주세요.

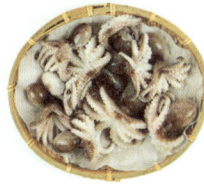

쭈꾸미에는 피로회복에 좋은 **타우린**이 풍부하며, **불포화지방산**이 혈중 콜레스테롤 수치를 감소시킵니다.

구분	조리 방법
1	쭈꾸미는 **굵은 소금**으로 세척해 주세요.
2	물에 멸치, 건새우, 다시마를 넣어 **육수**를 끓여 주세요.
3	무와 단호박을 넣고 **10분** 더 끓여 주세요.
4	양파를 넣고 **5분간** 팔팔 끓여 주세요.
5	**대파와 미나리**를 넣어 살짝 끓여 주세요.
6	**액젓**으로 간을 맞춰 주세요.

*20초간 내용을 본 후 위의 내용을 가리고 5초 후 진행해 주세요.

구분	질문	답변
1	혈중 콜레스테롤 수치를 감소시켜주는 것은 무엇일까요?	

21

그림 퍼즐   시공간능력 Lv 6

아래 퍼즐을 보고 빈 칸에 들어갈 번호를 적어 주세요.

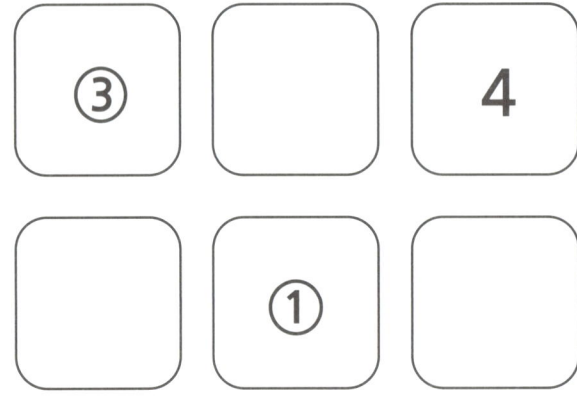

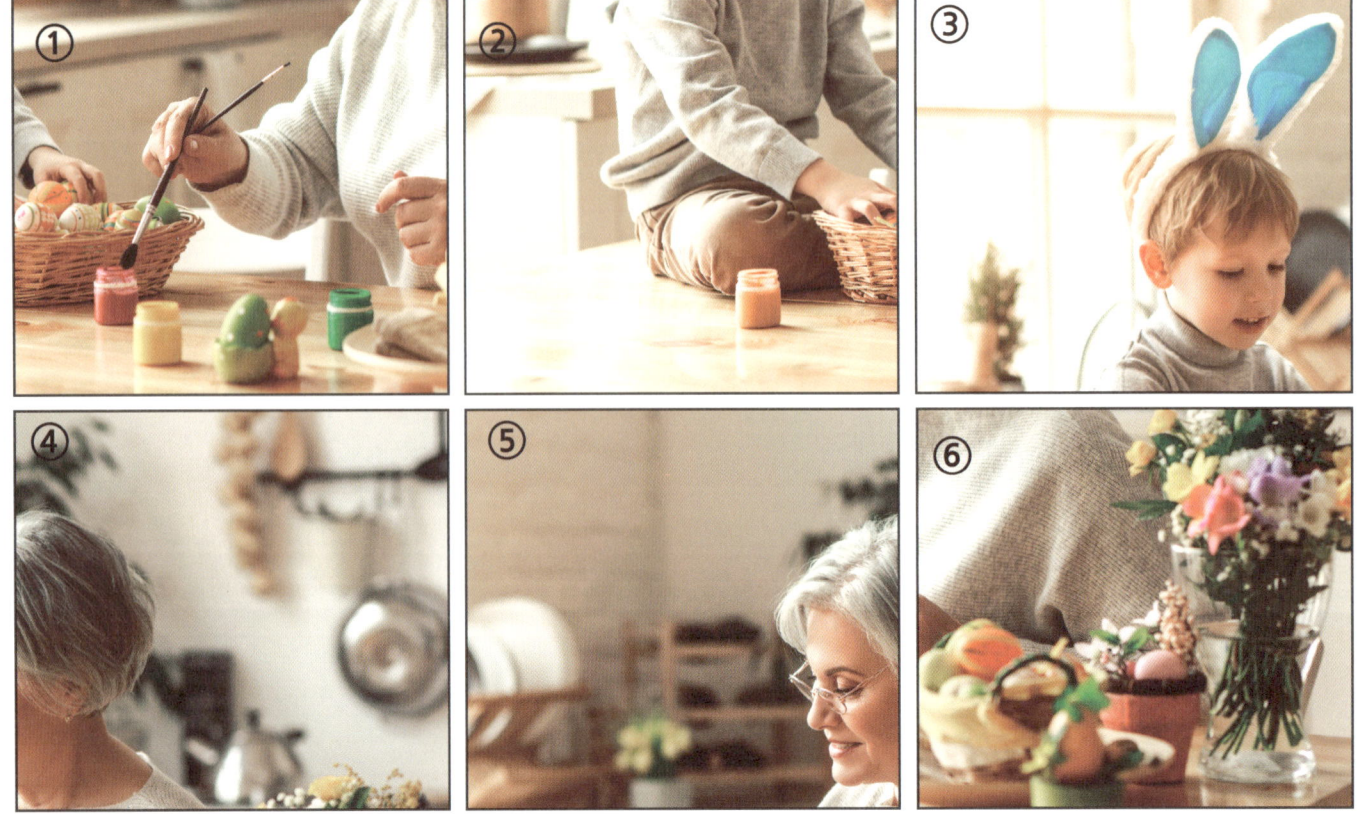

식재료 구매

계산능력 Lv 6

식재료를 구매하려고 합니다. 아래 단가표를 보고 빈 칸을 채워 주세요.

구 분	식재료 종류	100g당 가격
1	쭈꾸미	2,000원
2	무	200원
3	양파	210원
4	대파	130원
5	미나리	150원
6	단호박	130원

구 분	구매내역	결제가격
1	쭈꾸미 200g 무 50g 양파 50g 대파 50g 미나리 50g 단호박 50g	

단어 퍼즐

식재료 이름을 찾아 묶어 주세요. (3개)

오	미	강	물
미	나	꾸	박
참	리	호	쭈
래	단	리	깻

틀린 그림 찾기

주의력 Lv 6

위 그림과 다른 곳을 찾아 ○표시해 주세요. (6개)

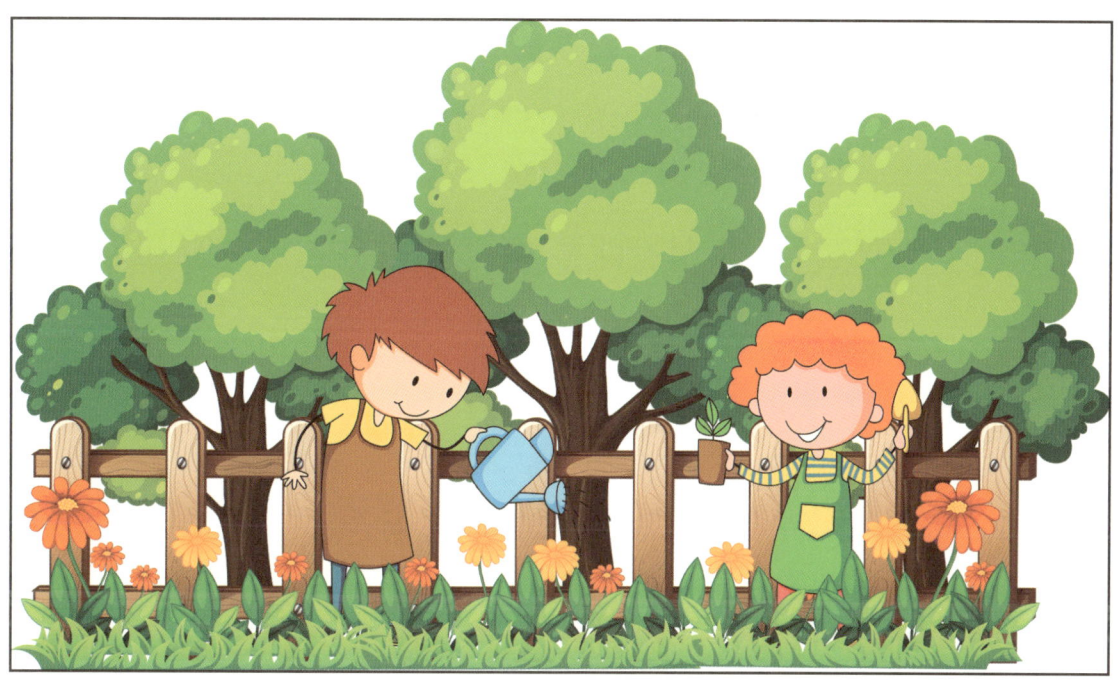

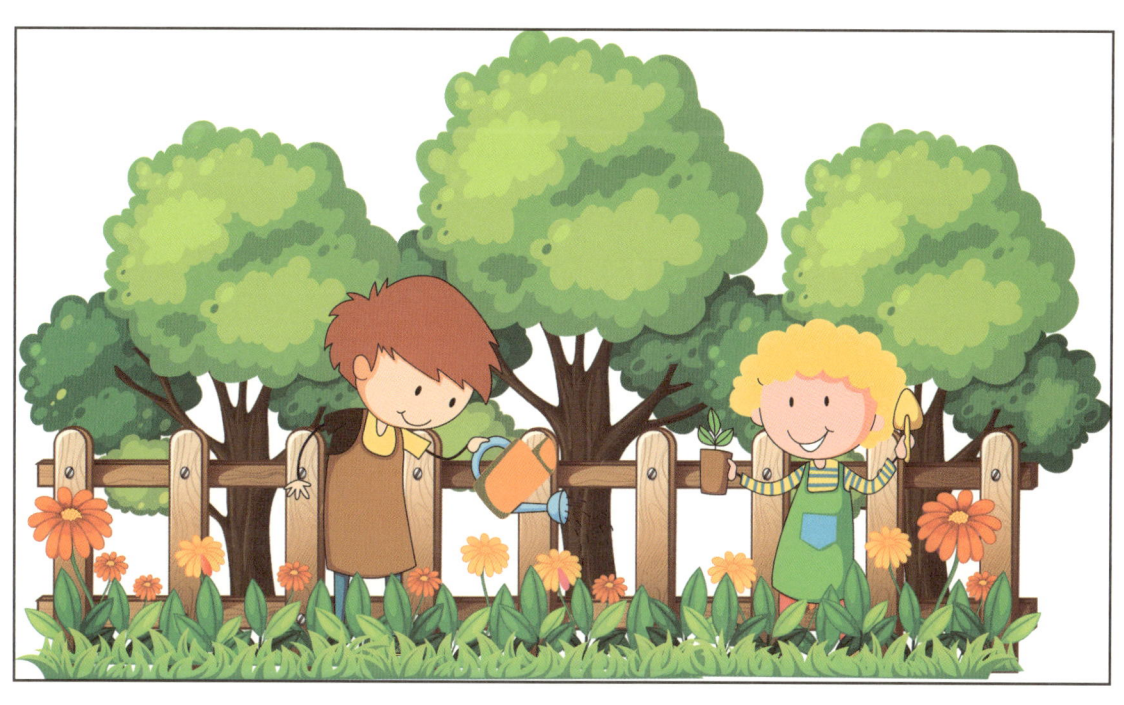

사회적 거리두기

수행기능 Lv 6

아래는 일반식당 이용수칙입니다. 틀린 것을 찾아 ○ 표시해 주세요.

구 분	이용 수칙	○표시
1	혼잡한 시간대를 피해서 방문	
2	머무르는 시간 최소화	
3	2m(최소 1m)이상 거리 유지	
4	지그재그로 앉거나 한 방향을 바라보도록 앉기	
5	식사 시 대화 자제	
6	음식을 가지러 이동 시 마스크 미착용	
7	가능한 포장 및 배달 이용	
8	술잔, 식기 등은 개인별 사용	
9	공용집게 사용 전 손 소독제 사용	
10	공용집게 사용 전 손 비닐장갑 사용	

☐☐☐☐년 ☐☐월 ☐☐일 ☐요일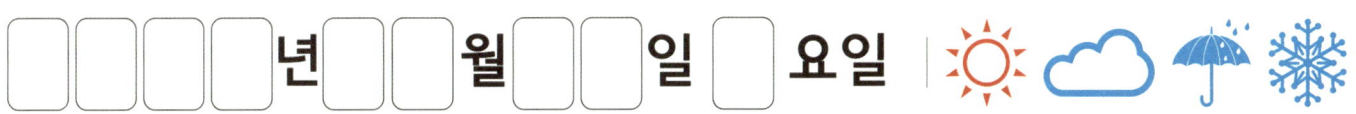

4일차

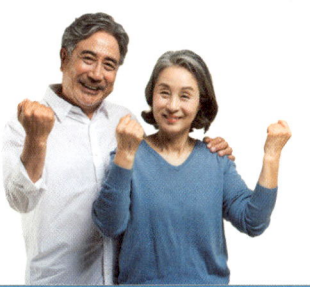

나의 다짐	오늘의 목표, 하고 싶은 일, 계획 등을 적어 주세요.

선생님께 부탁드리는 내용(보호자 작성)

제철음식

기억력 Lv 6

아래 보기 중에서 **봄 제철음식 1개**를 찾아 ○표시해 주세요.

계절	제철음식 종류
봄	달래, 냉이, 바지락, 딸기, 더덕, 쑥, 쭈꾸미, 두릅
여름	옥수수, 토마토, 감자, 수박, 포도, 도라지, 복숭아
가을	게, 고등어, 전복, 고구마, 무, 꽁치
겨울	우엉, 꼬막, 삼치, 명태, 도미, 과메기, 한라봉

*20초간 내용을 본 후 위의 내용을 가리고 5초 후 진행해 주세요.

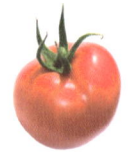
토마토

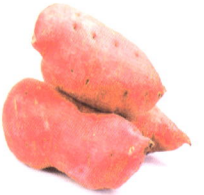
고구마

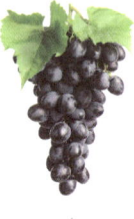
포도

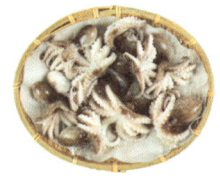
쭈꾸미

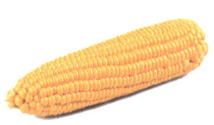
칼국수

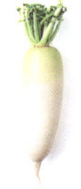
무

막대 회전하기

막대를 왼쪽으로 한 번 돌렸을 때 변하는 모양을 색칠해 주세요.

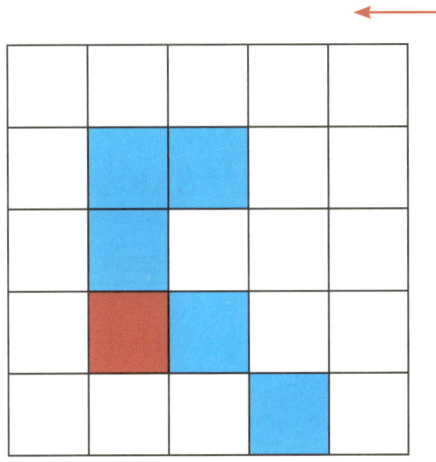

여수 관광

계산능력 Lv 6

여수 빅오쇼를 관람을 하려고 합니다. 아래 입장인원의 입장료를 적어 주세요.

구분	어른 (만19~만64세)	청소년 (만13~만18세) 경로(만65세 이상)	어린이 (만7~만12세)
P석	22,000	18,000	16,000
S석	18,000	14,000	12,000
자유석 (입석)	14,000	10,000	8,000
특별할인 (20%)	유공자, 기초생활수급대상자, 장애인		
여수시민 할인 (20%)	여수시민 본인 1인		

구 분	구매내역	결제가격
1	68세 2명 40대 타지역 5명 40대 여수시민 1명 어린이 타지역 3명 전원 S석	

심근경색 전조증상 (언어능력 Lv 6)

아래는 **심근경색 전조증상**입니다. 알맞은 것끼리 선으로 연결해 주세요.

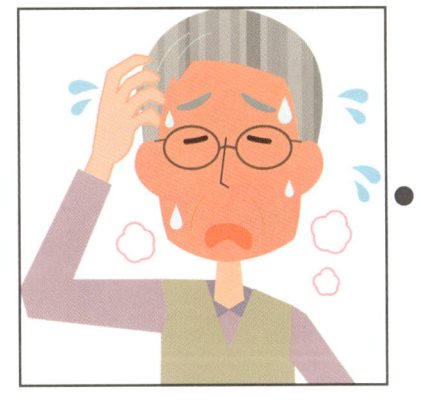 • • 갑작스런 가슴통증

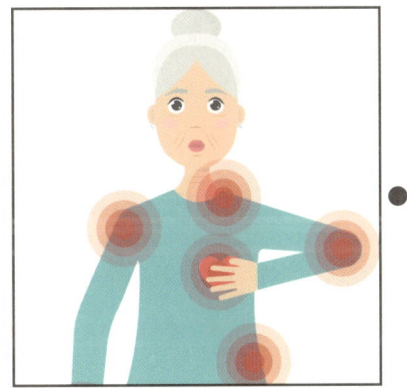 • • 식은땀, 구토, 현기증

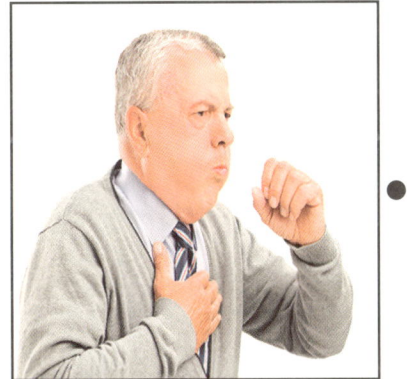 • • 호흡곤란

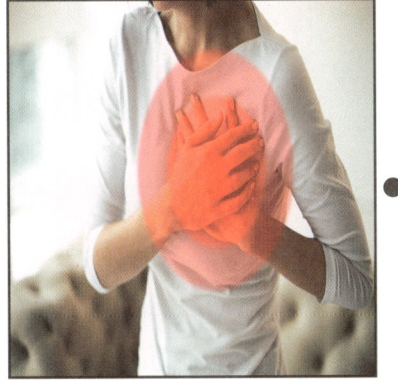 • • 통증확산

길 만들기

빨강 - 초록 - 파랑 순서로 1부터 8까지 길을 만들어 주세요.

단어 찾기

수행기능
Lv 6

'쑥'에는 '○', '달래'에는 '△'로 표시하고,
'두릅'과 '냉이'의 갯수의 합을 써 주세요.

두릅	냉이	쑥	두릅	취나물	두릅
달래	달래	달래	쑥	달래	달래
취나물	냉이	두릅	취나물	두릅	취나물
냉이	냉이	냉이	냉이	쑥	냉이
쑥	달래	두릅	쑥	냉이	쑥

'쑥'의 갯수	'달래'의 갯수	'쑥'과 '달래'의 합

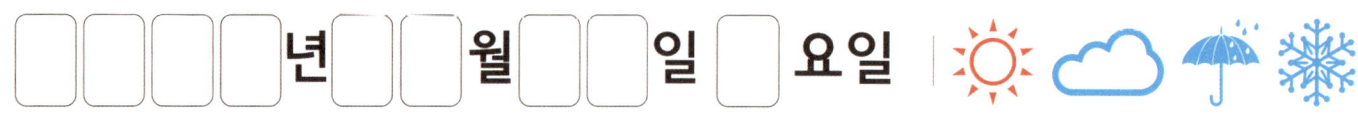

5일차

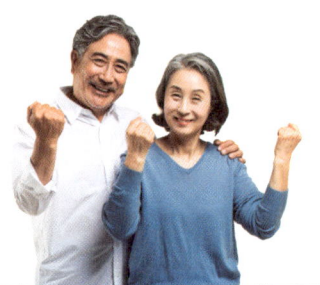

| 나의 다짐 | 오늘의 목표, 하고 싶은 일, 계획 등을 적어 주세요. |

| 선생님께 부탁드리는 내용(보호자 작성) |

복약 지도

기억력 Lv 6

아래는 복약지도 방법입니다. 복약지도 픽토그램이 어떤 내용인지 작성해 주세요.

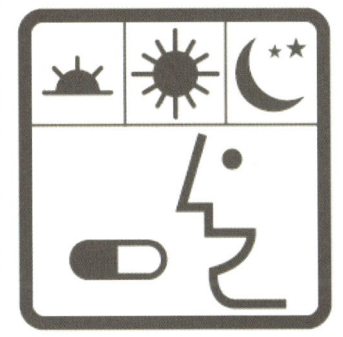
1일 3회 투여
(아침·점심·저녁)

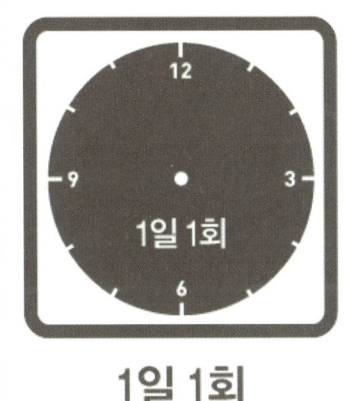
1일 1회

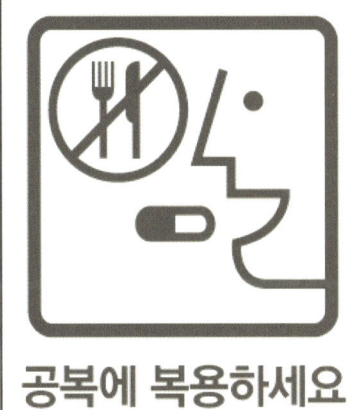
공복에 복용하세요

1회용
(재사용 X)

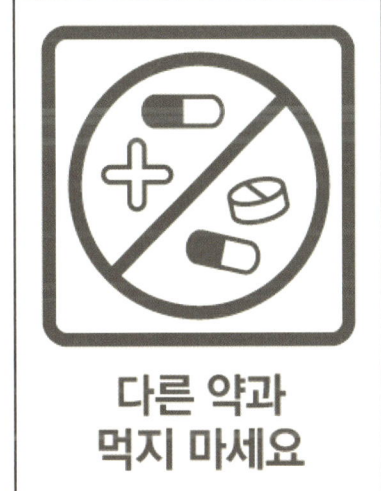
다른 약과
먹지 마세요

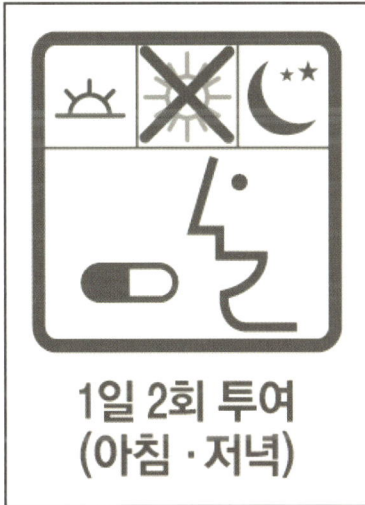
1일 2회 투여
(아침·저녁)

*20초간 내용을 본 후 위의 내용을 가리고 5초 후 진행해 주세요.

구 분	픽토그램	내용
1	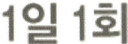	

박스 갯수 맞추기 시공간능력 Lv 6

아래 그림 중 **박스 갯수가 다른 것**을 찾아 ○표시해 주세요.

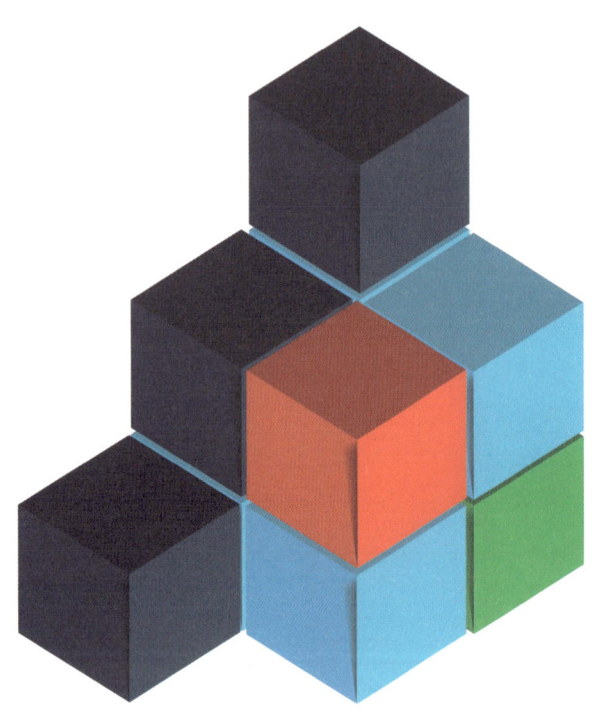

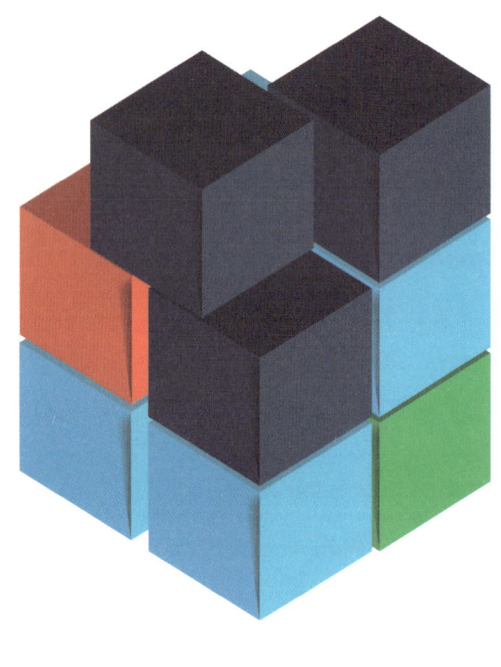

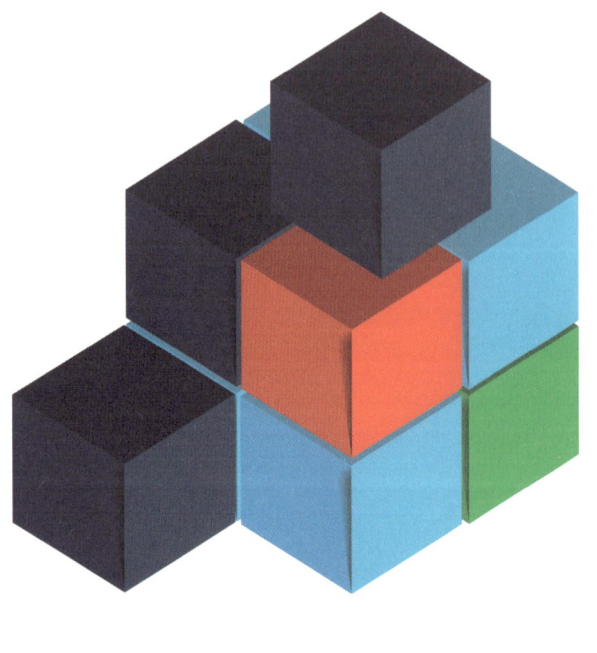

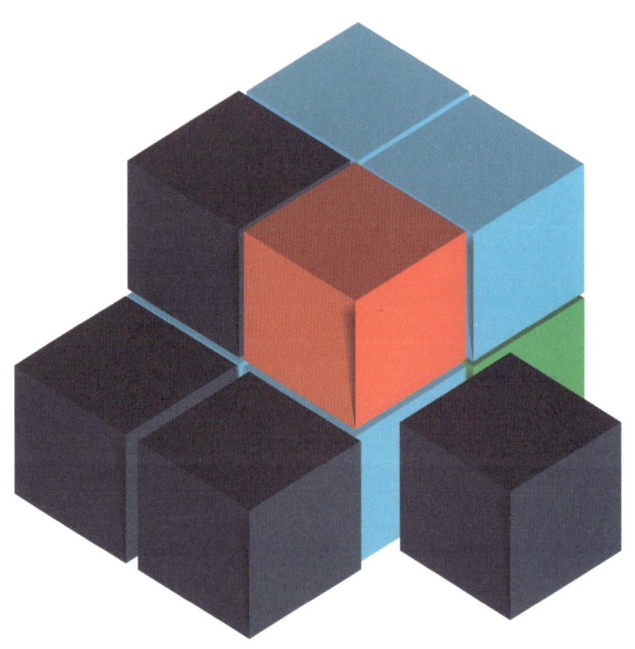

두부 전문점 계산능력 Lv 6

아래 주문내역서를 보고 계산을 위해 1,000원 지폐, 100원 동전, 10원 동전이 몇 개씩 필요한지 적어 주세요.

메뉴

모두부	8,530원
두부전	10,550원
순두부	7,260원
두부전골	15,470원

주문 내역서

구분	수량	소계
모두부	1	
두부전	1	
순두부		
전골	1	
총액		

1,000원 지폐		장
100원 동전		개
10원 동전		개

낱말 퍼즐

언어능력 Lv 6

아래 빈 칸에 알맞은 말을 넣어 낱말 퍼즐을 완성해 주세요.

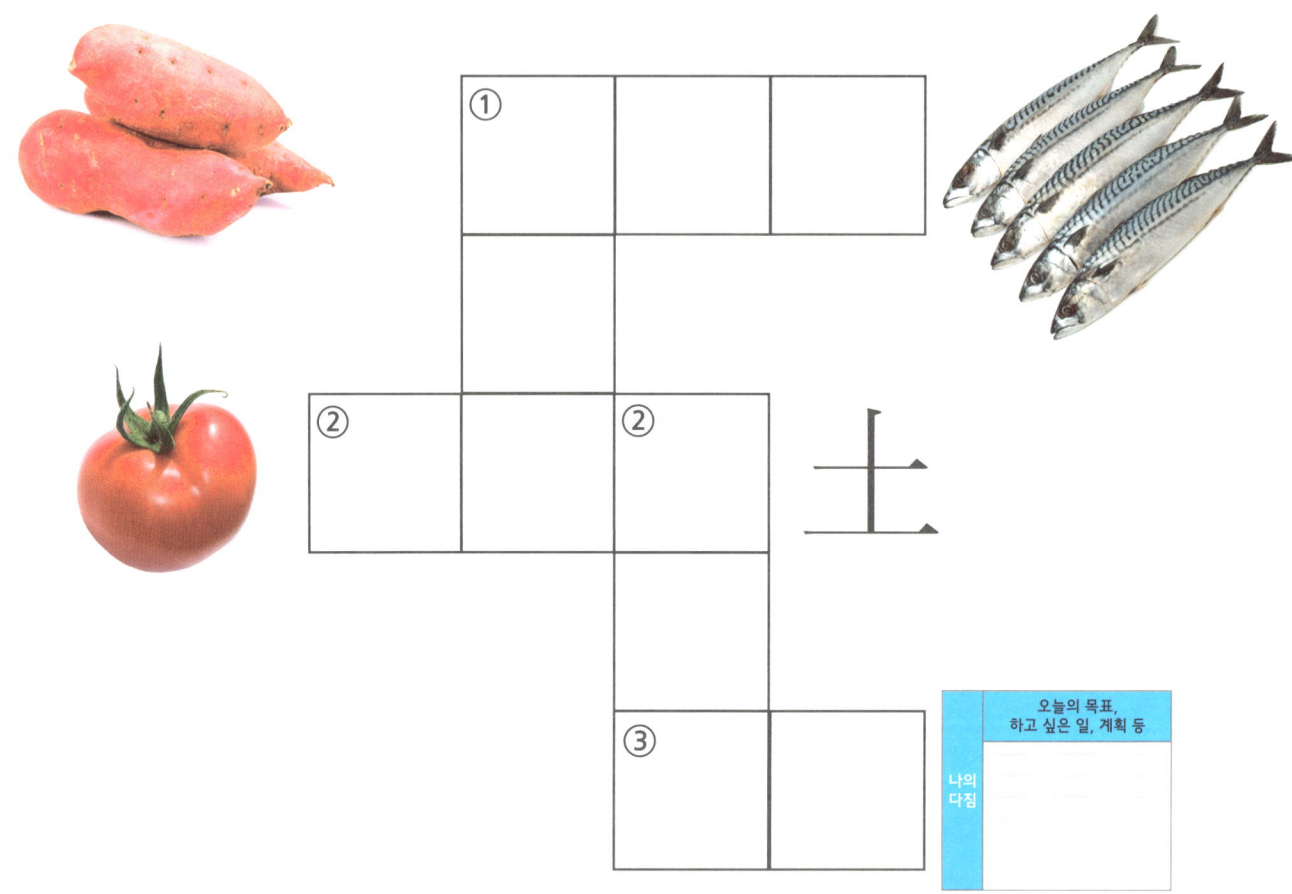

가로풀이

① 오메가3 지방산이 많은 등푸른 생선
② 붉은색 야채로 두뇌 건강에 좋은 음식
③ 날마다 겪은 일이나 생각을 사실대로 적은 기록

세로풀이

① 땅속에서 자란 덩이뿌리로 겨울에 장작불에 익혀 먹는 것
② 한 주의 여섯 번째 날

숫자 규칙 칠하기

주의력 Lv 6

규칙에 맞게 색칠해 주세요.

1	2	3	4	5	6	7

	2	3			2	
1	4	5	1		2	5
6	1	1	7	2	5	
		2	5		2	3
		5		1	4	5	1
	2	3		6	1	1	7
1	4	5	1			
6	1	1	7			

39

십자 암호풀이

수행기능 Lv 6

아래 빈 칸에 들어갈 말을 암호를 풀어 적어 주세요.

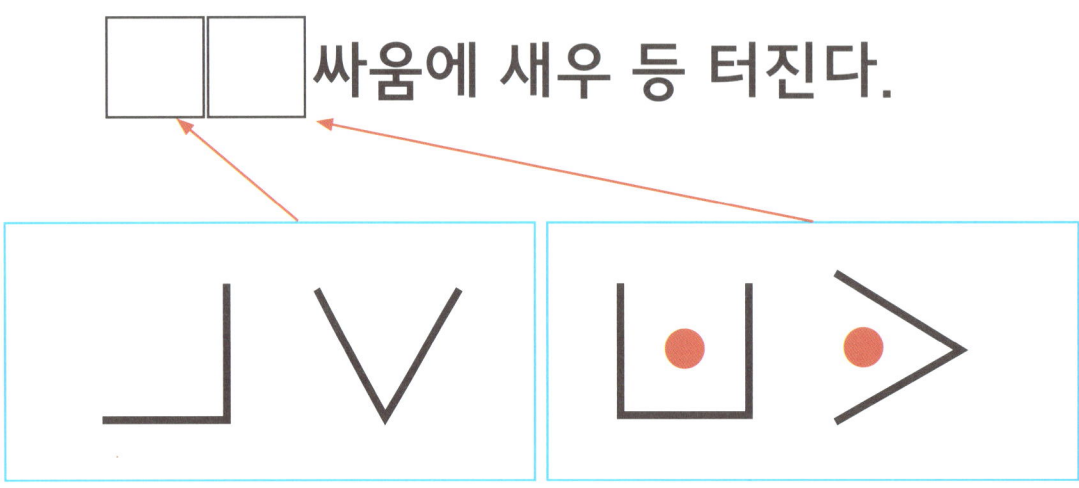

□□ 싸움에 새우 등 터진다.

 암호표

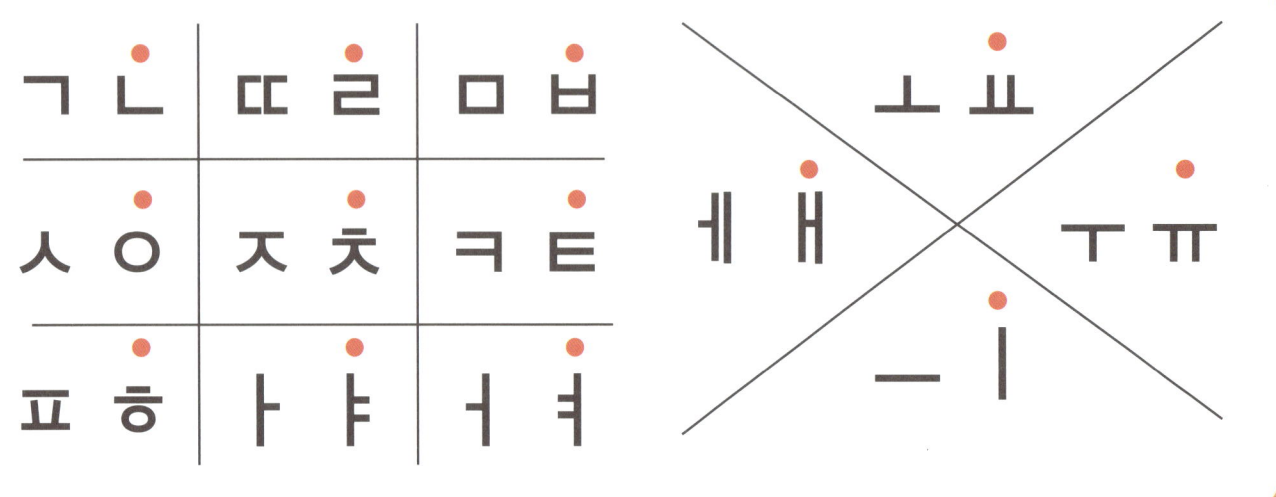

주간활동점검   평가 Lv 6

이번 주 주요활동에 대해 간단히 적어 주세요.

구분		월			화			수			목			금		
공부하기	인지활동 (학습지, 독서, 일기쓰기)															
걷기 움직이기	설거지, 빨래, 청소, 운동															
규칙적인 식사	하루 3번 식사	아침	점심	저녁	아침	점심	저녁	아침	점심	저녁	아침	점심	저녁	아침	점심	저녁
규칙적인 투약	하루 3번 약 복용	아침	점심	저녁	아침	점심	저녁	아침	점심	저녁	아침	점심	저녁	아침	점심	저녁
개인위생	양치질, 씻기, 옷 갈아입기															
대화	말하기, 듣기, 감사표현															
사회활동	모임, 병원, 약국, 장보기, 은행 등 사회활동															
기억력	자주 쓰는 물건에 대한 기억															
기분상태	전반적인 기분 상태															

* 쓰기가 어려울 경우 ○, △, ✖로 표시해 주세요.

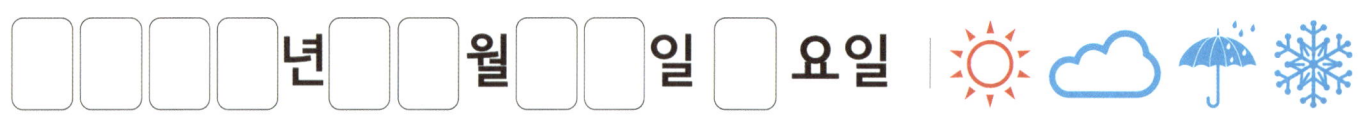

6일차

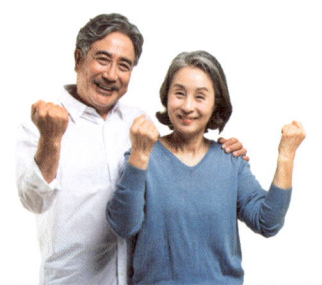

나의 다짐	오늘의 목표, 하고 싶은 일, 계획 등을 적어 주세요.

선생님께 부탁드리는 내용(보호자 작성)

비상 전화번호

기억력 Lv 6

상황별 비상전화 번호를 기억하고, 아래 질문에 답해 주세요.

구분	비상 전화번호
코로나관련 돌봄 상담	중앙치매센터 1899-9988
수도문제	121
전기사고	123
실종	182
노인학대	1577-1389
가스사고	1544-4500

*20초간 내용을 본 후 위의 내용을 가리고 5초 후 진행해 주세요.

구 분	상황질문	비상 전화번호
1	가스 관련 문제가 있다면 어디로 전화해야 할까요?	

같은 넓이 찾기

시공간능력 Lv 6

아래 막대 그림과 같은 넓이를 찾아 ○ 표시해 주세요.

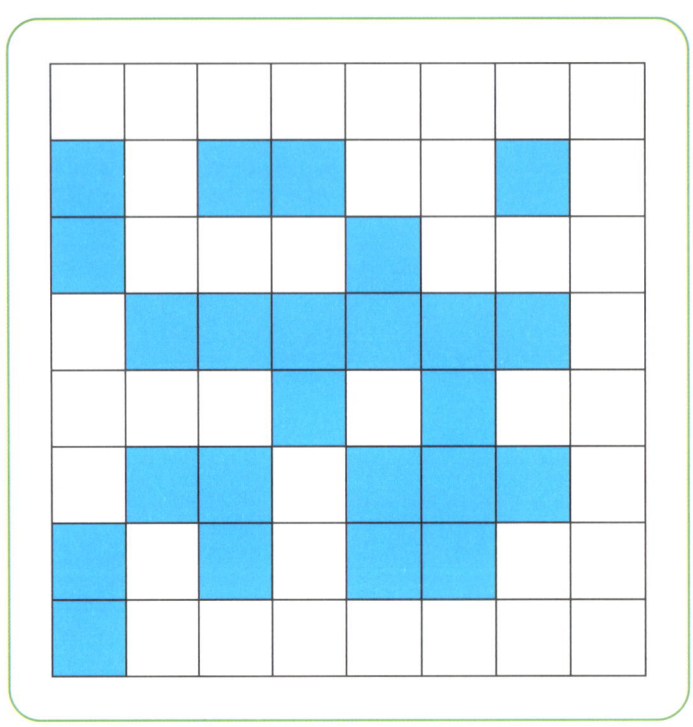

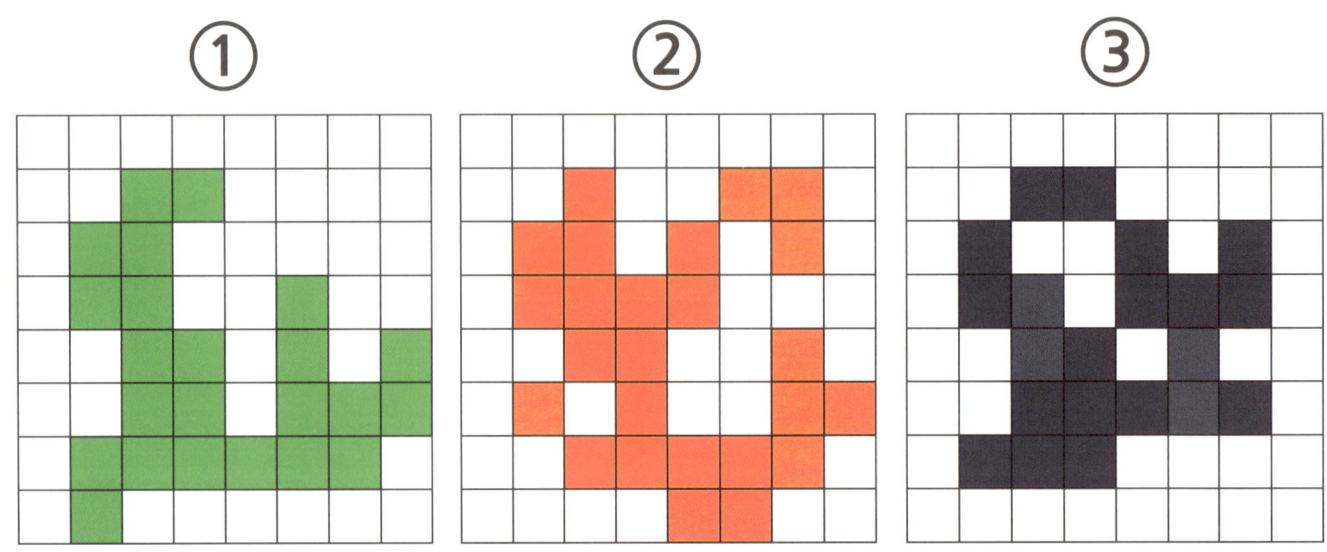

디지털 숫자 만들기

계산능력 Lv 6

아래 빈 칸을 색칠하여 결과값을 만들어 주세요.
16+8=?

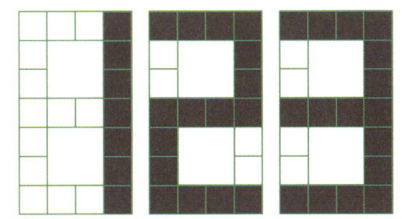

다양한 직업 (언어능력 Lv 6)

아래 빈 칸에 해당 직업의 이름을 적어 주세요.

① 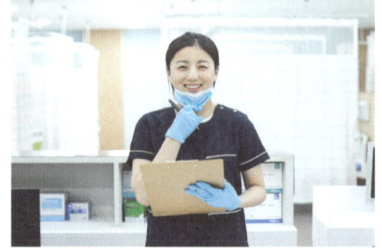   □□□

② 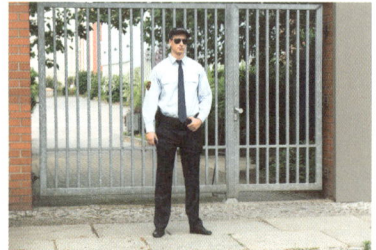   □□□

③ 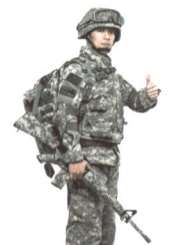   □□

④ 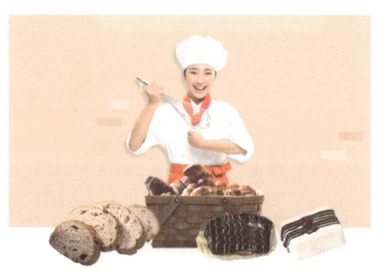   □□□

제빵사, 경비원, 군인, 간호사

다른 조합 찾기   주의력 Lv 6

4가지 중 다른 조합으로 구성된 그림을 찾아 주세요.

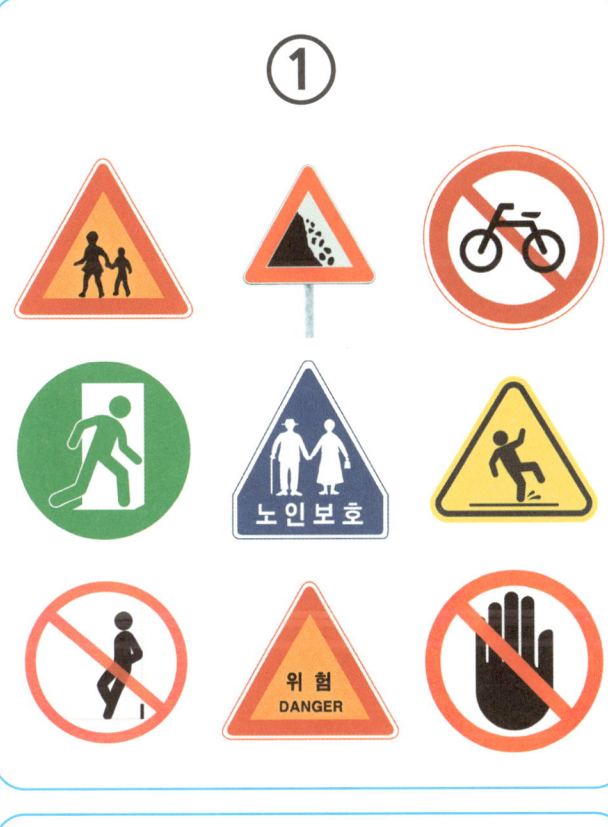

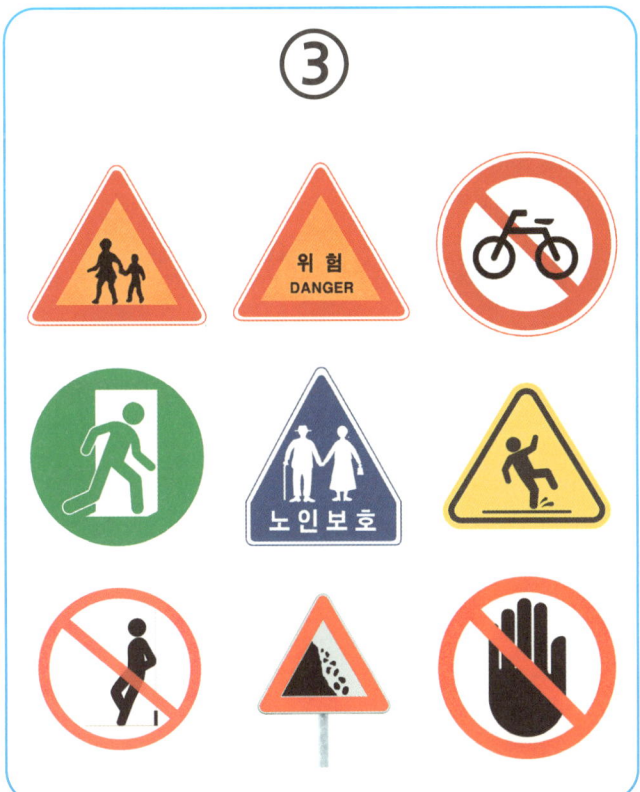

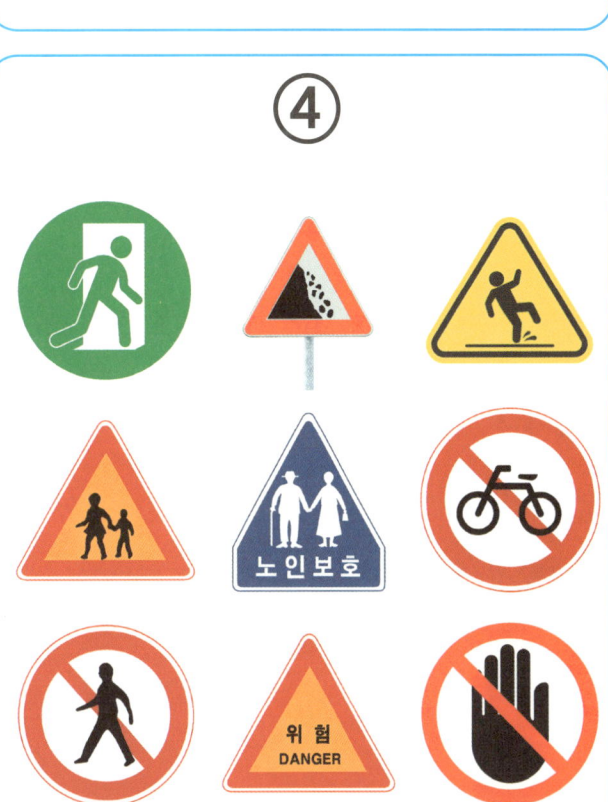

속담 찾기

수행기능 Lv 6

아래 속담 퍼즐을 풀어 빈 칸에 써 주세요.

	에	약	
쓰	개		
려	똥	도	.
면		없	다

 뜻풀이

평소에 흔하게 있던 것도 막상 필요할 때 쓰려고 하면 없다는 말

 정답

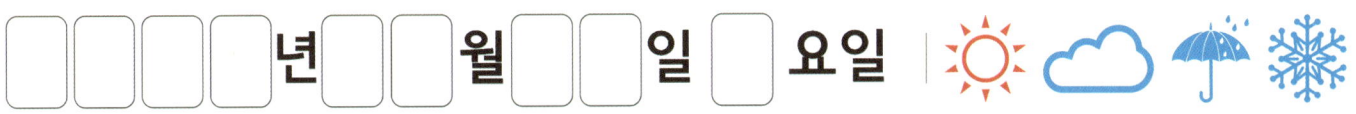

7일차

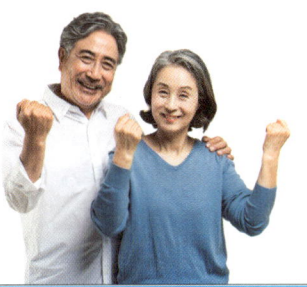

나의 다짐	오늘의 목표, 하고 싶은 일, 계획 등을 적어 주세요.

선생님께 부탁드리는 내용(보호자 작성)

뇌 건강 식품 기억력 Lv 6

아래는 뇌 건강에 좋은 음식입니다. 내용을 보고 아래 빈 칸을 채워 주세요.

식품	성분	인체 영향
호두	칼슘, 마그네슘, 인, 불포화지방산, 비타민E	두뇌 활성화
등푸른 생선	오메가3	뇌세포 생성
브로콜리	콜린, 비타민K	치매예방, 인지력 향상
가지	안토시아닌	뇌졸증 예방
토마토	리코펜	두뇌 보호
시금치	플라보노이드	뇌의 노화 예방

*20초간 내용을 본 후 위의 내용을 가리고 5초 후 진행해 주세요.

구분	질문	식품첨가물
1	비타민K가 풍부해서 인지력 향상에 좋은 식품은 무엇일까요?	

키보드 연습

시공간능력 Lv 6

아래 글자를 만들기 위해 키보드를 치는 순서대로 선으로 연결해 주세요.

두뇌

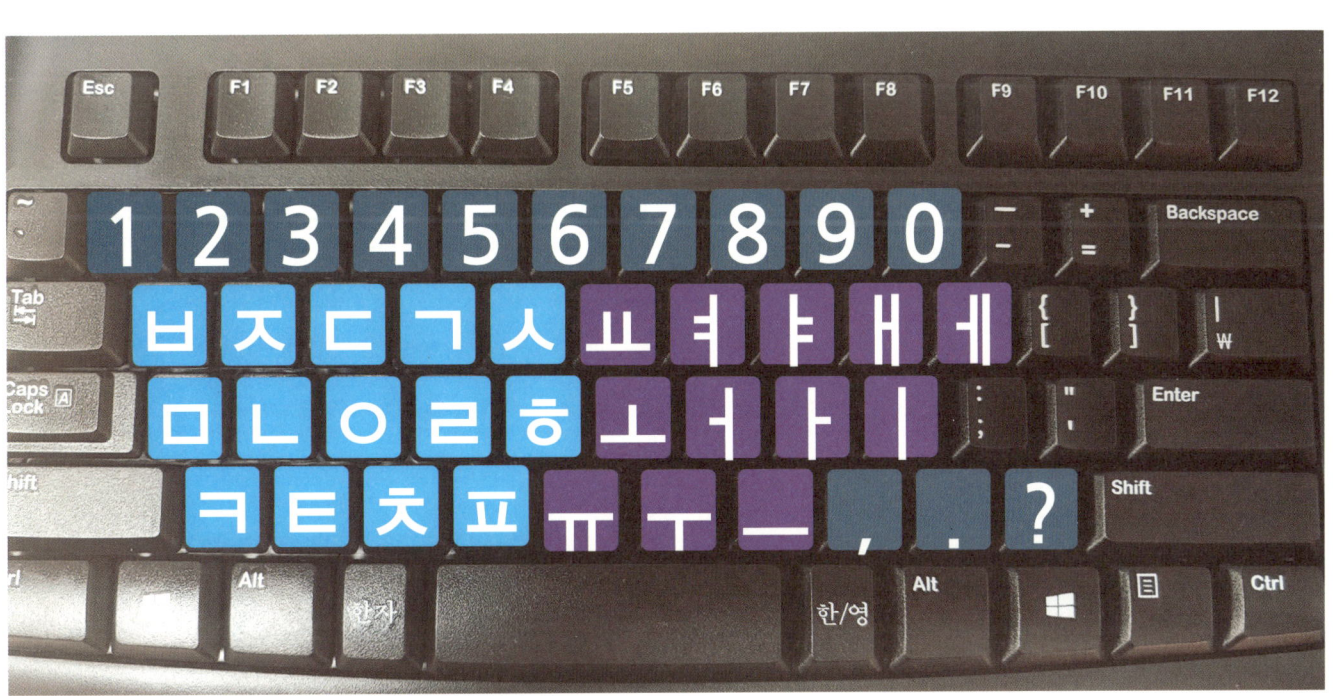

버스 정류소

계산능력 Lv 6

아래 버스 도착 예정 시간을 보고 해당 버스를 몇 시에 탈 수 있는지 적어 주세요.

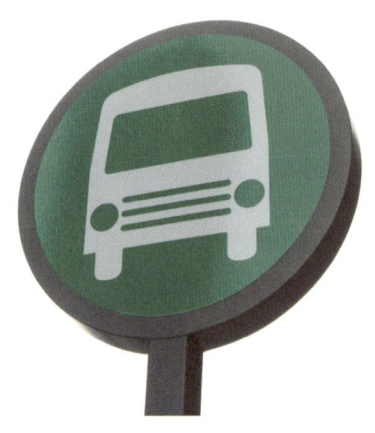

버스 정류소

버스 도착 안내

17 : 05

노선	도착예정시간
601	7분후
605	9분후
1002	16분후
8600	17분후
8601	19분후

구 분	버스 번호	버스 탑승 시간
1	1002번	

짝단어

언어능력 Lv 6

아래 사물의 짝단어 2개를 선택하고 그 이름을 적어 주세요.

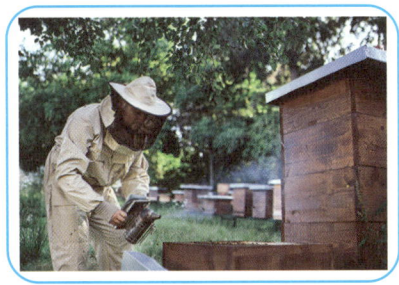

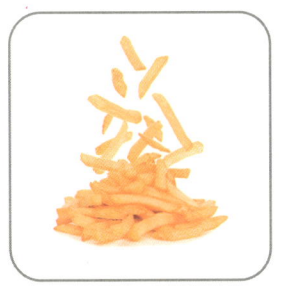 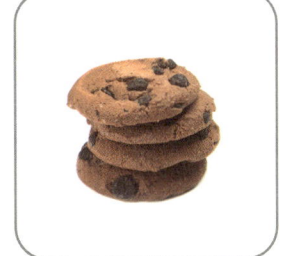 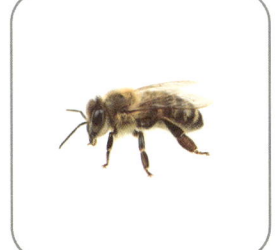

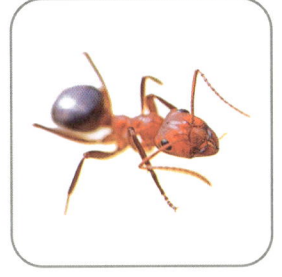 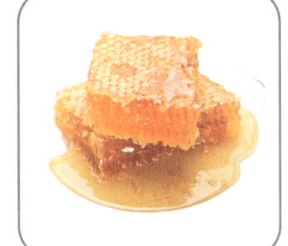 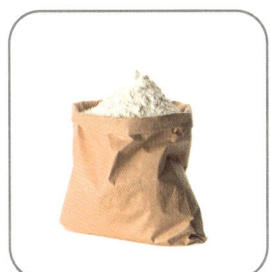

구 분	짝단어 이름
1	
2	

숨은 그림 찾기

주의력 Lv 6

아래 그림에서 숨은 그림을 찾아 ○표시해 주세요.

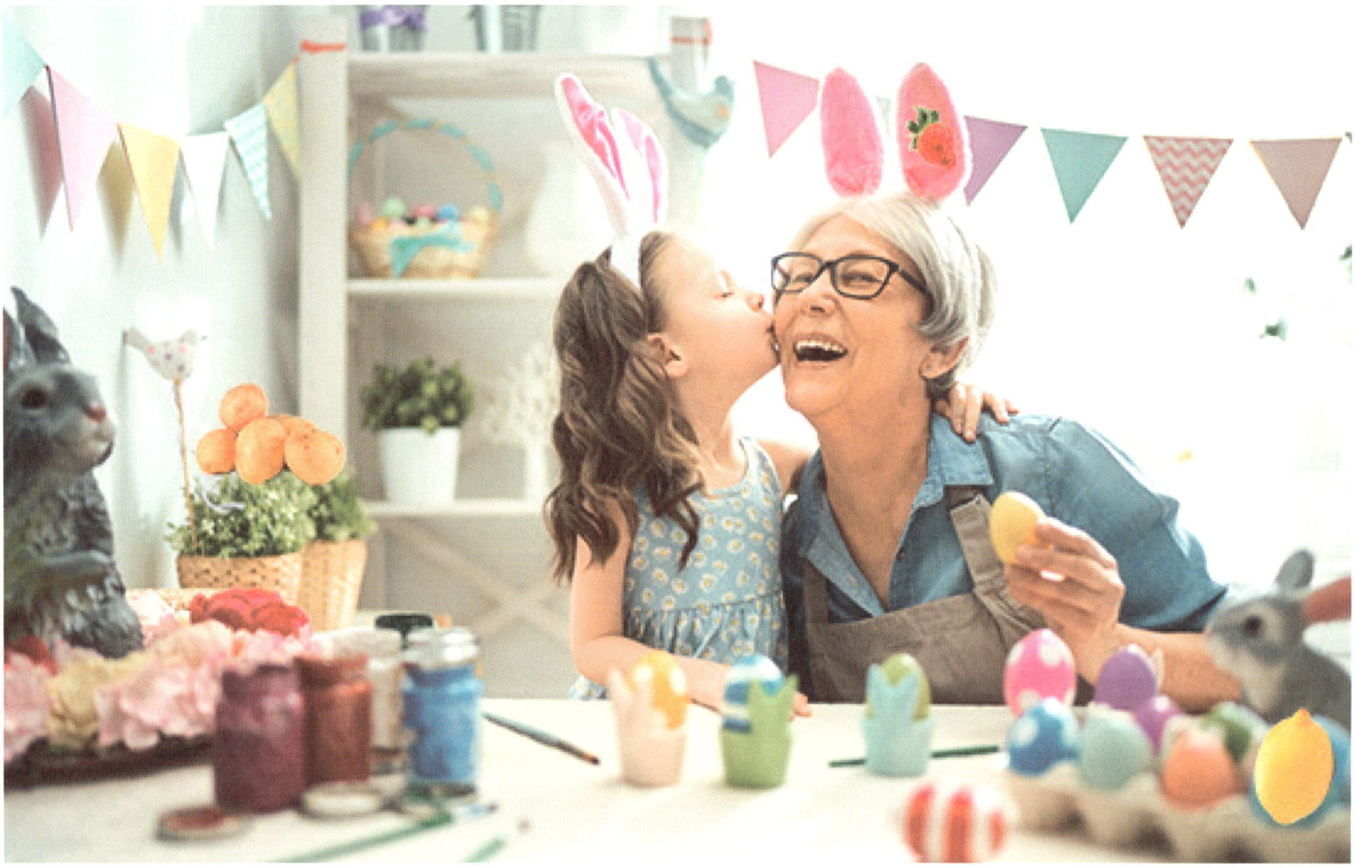

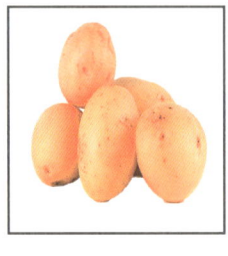
감자

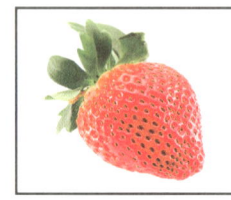
딸기

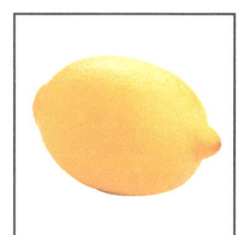
레몬

여행 일정

수행기능 Lv 6

숙소에서 현재시간에 출발하여 여행 후 공연 시작 전 공연장에 도착하려 합니다. 알맞은 여행코스를 만들어 주세요.

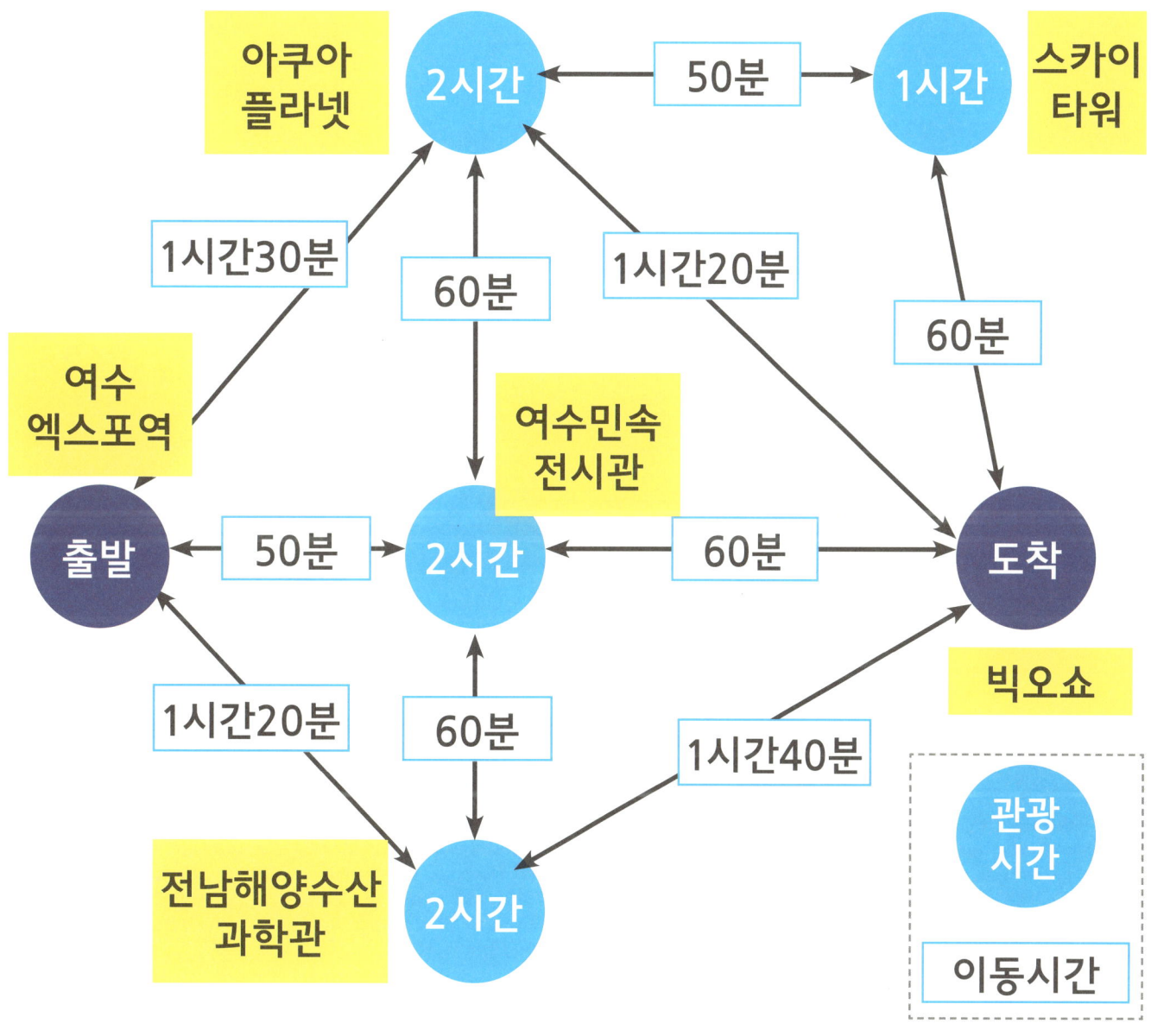

현재시간	공연시작 시간	여행코스
11:00	19:50	

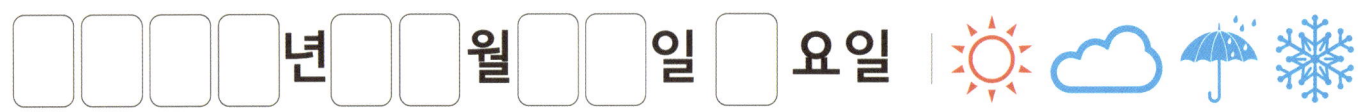

8일차

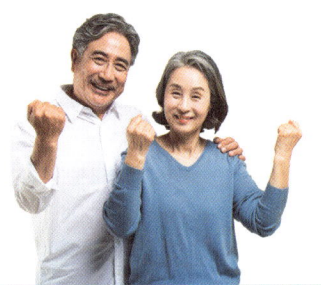

나의 다짐	오늘의 목표, 하고 싶은 일, 계획 등을 적어 주세요.

선생님께 부탁드리는 내용(보호자 작성)

뇌 기능 활성화

기억력 Lv 6

아래는 **뇌 기능 활성화**에 좋은 **안토시아닌**에 대한 내용입니다. 아래 빈 칸을 채워 주세요.

No.	안토시아닌의 효능
1	암 예방
2	심혈관 강화
3	체중감량 효과
4	인지기능 강화
5	궤양 치료 효과
6	당뇨병에 효과
7	시력 개선
8	알러지 완화
9	소염제 효능

No.	안토시아닌이 많은 식품
1	베리류
2	체리
3	검은콩
4	자두
5	석류
6	바나나
7	가지
8	아스파라거스
9	붉은 양배추

*20초간 내용을 본 후 위의 내용을 가리고 5초 후 진행해 주세요.

질문	답변
안토시아닌이 많은 식품 3가지를 써 주세요.	

막대 분리

시공간능력 Lv 6

①에서 ②번 막대를 분리했을 때 남는 블럭 모양을 색칠해 주세요.

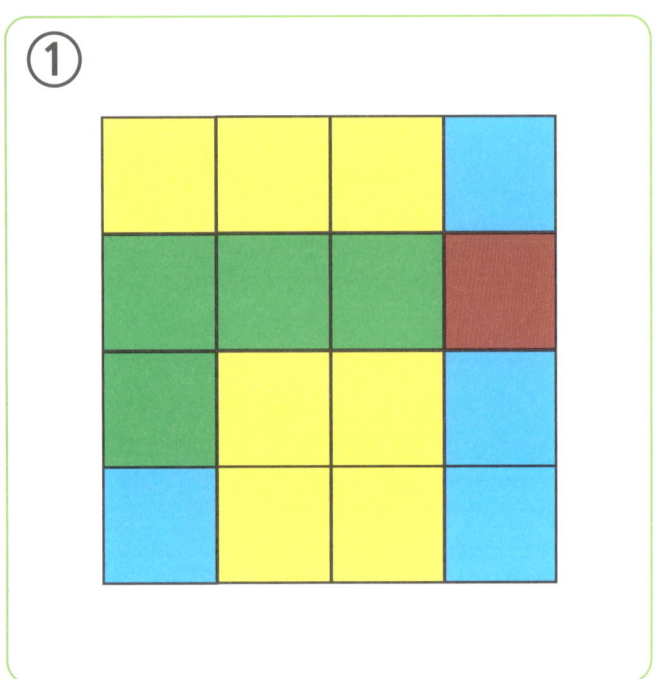

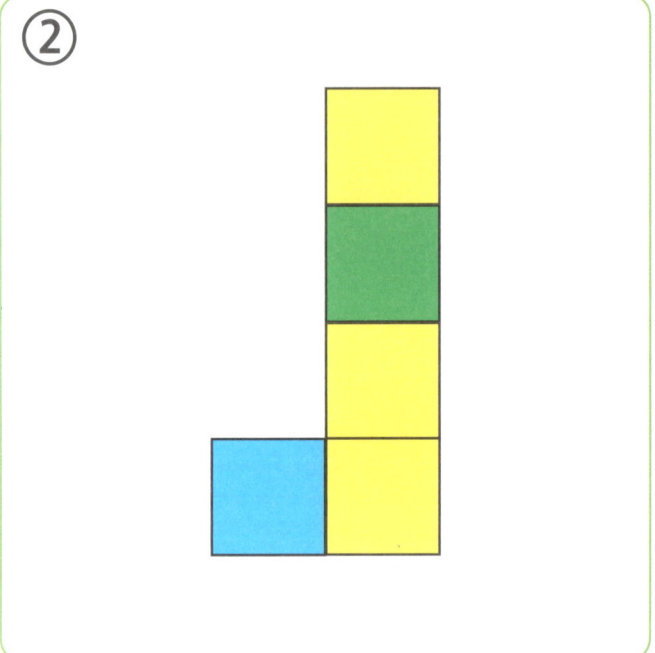

열량 소모량

계산능력 Lv 6

아래 음식을 먹었을 때 열량을 소모하기 위한 운동계획표를 만들어 주세요. (30분 단위로 계산)

음식명	기준	열량(kcal)
된장찌게	1인분	128
쌀밥	1인분	300
감자조림	1인분	71
시금치나물	1인분	79
배추김치	1인분	33
사과	1인분	50

운동 종류 (30분)	열량 소모량(kcal)
빠르게 걷기	150
배드민턴	173
등산	196
줄넘기	224
계단오르기	270
자전거타기	250

구분	섭취한 음식	시간	소모열량
1	위와 같이 한 끼를 먹었을 때 줄넘기로 열량을 다 소모하려면 운동시간과 소모열량은 얼마일까요?		

상황 대처

언어능력 Lv 6

아래 사진과 상황 설명을 보고 핵심 키워드를 이용해서 조치해야할 내용을 순서대로 써 주세요.

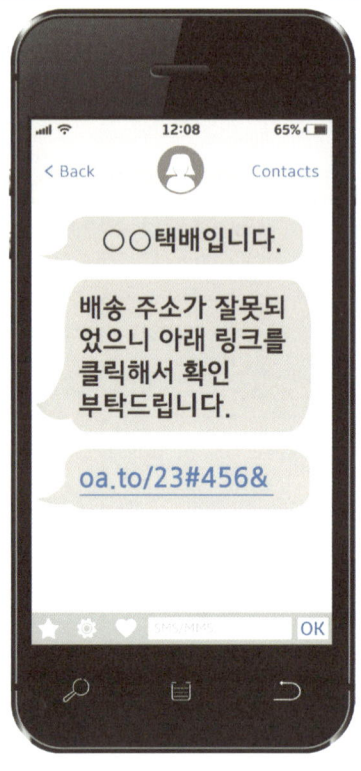

'**스미싱**' 이란?

문자메시지에 **악성 앱 주소** 등을 포함해서 **개인정보나 금융정보**를 **탈취**하는 문자입니다.

구분	구분	내용
1	상황 설명	택배 배송 주소 확인이 필요하다는 문자 수신
2	핵심 키워드	1. 스미싱 의심 문자를 받으면 24시간 무료 상담센터 (118번)에 문의 3. 링크를 클릭하지 말고 반드시 통화로 확인 4. 금전적 피해가 발생하면 112 또는 1332에 신고
3	상황 조치	1. 2. 3.

갯수가 다른 것 찾기 주의력 Lv 6

아래 빈 칸을 채워 주세요.

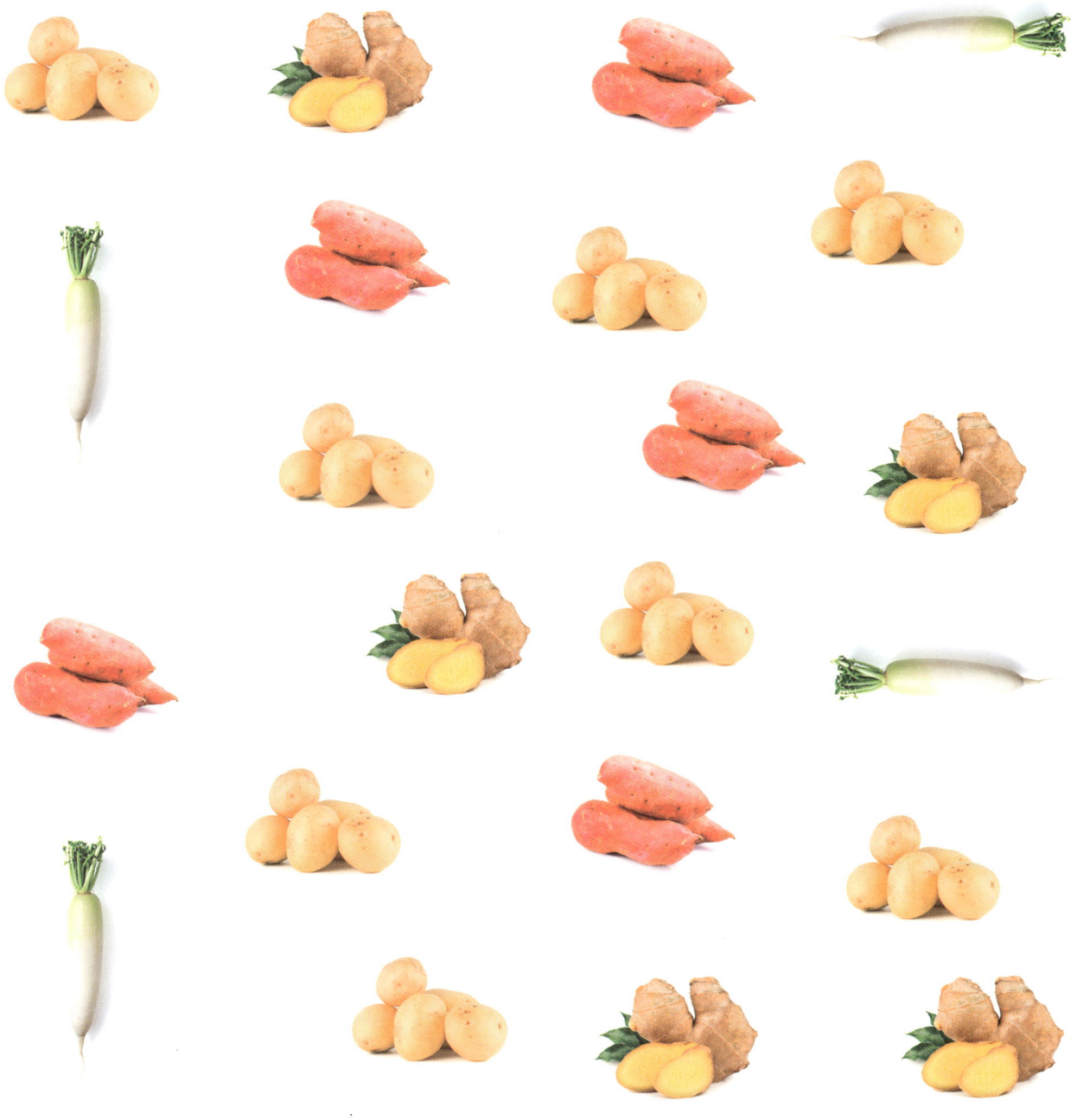

가장 많은 것의 갯수	가장 적은 것의 갯수	합

도형 채우기

수행기능 Lv 6

아래 도형을 몇 개의 녹색, 파란색, 빨간색 막대로 채워야 할까요? 빈 칸을 채워 주세요.

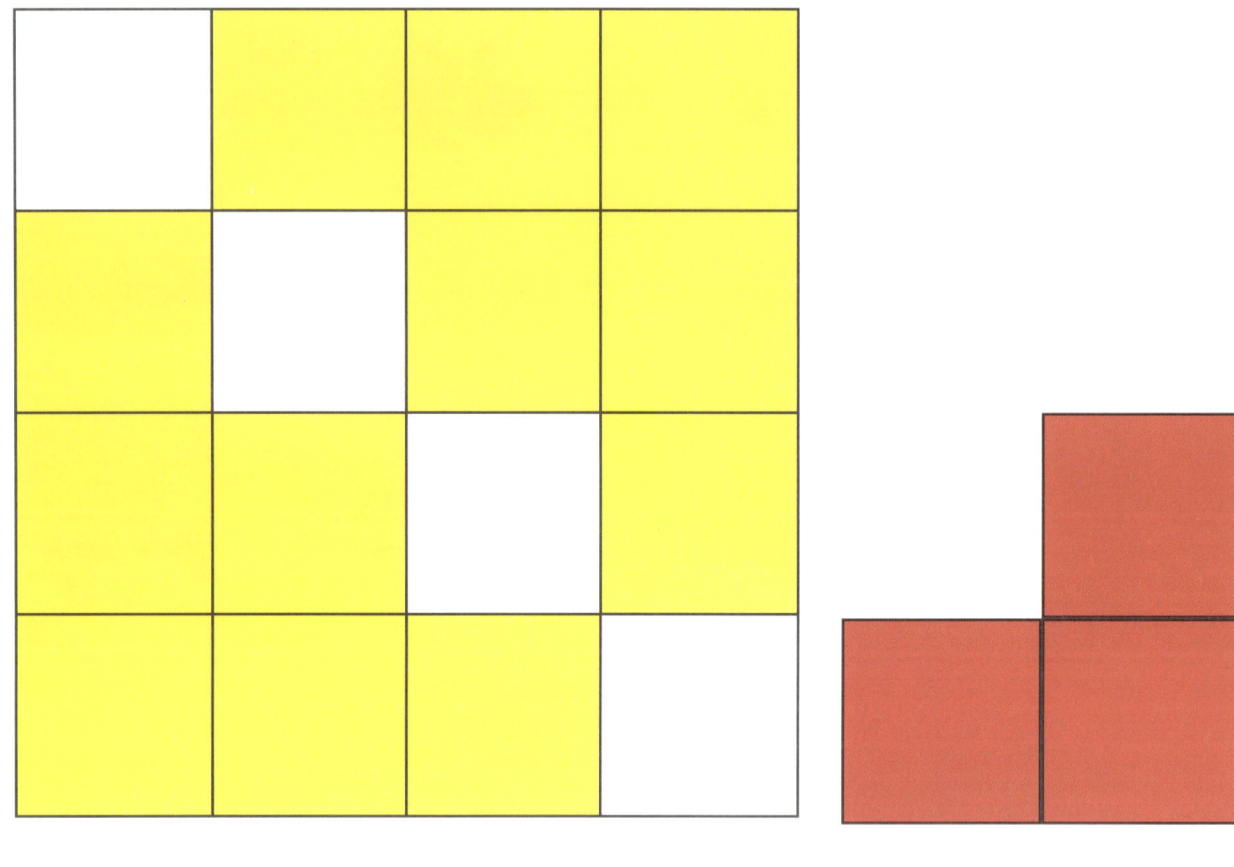

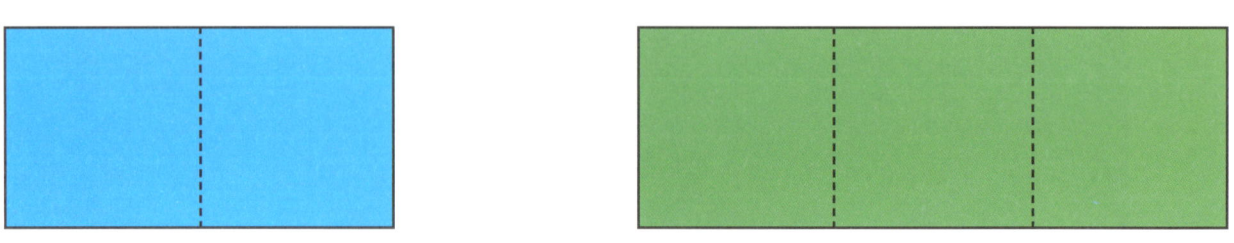

녹색 막대	파란색 막대	빨간색 막대

☐☐☐☐년 ☐☐월 ☐☐일 ☐요일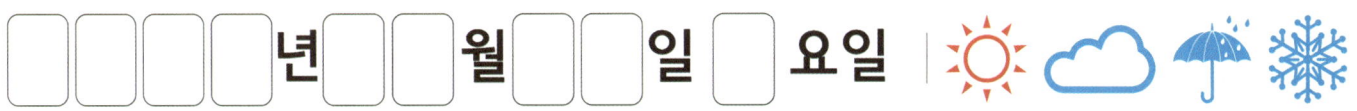

9일차

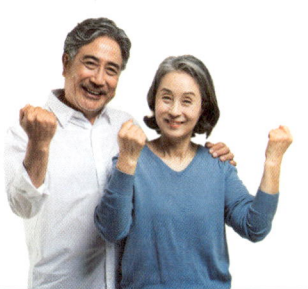

나의 다짐	오늘의 목표, 하고 싶은 일, 계획 등을 적어 주세요.

선생님께 부탁드리는 내용(보호자 작성)

저작 및 연하곤란

기억력 Lv 6

아래는 저작 및 연하곤란의 주요원인입니다.
내용을 확인 후 아래 빈 칸을 채워 주세요.

구분	저작곤란	연하곤란
원인	1. 치아손실 2. 치주질환 3. 구강통증 4. 구강 건조증	1. 노화 2. 신경계질환 3. 뇌혈관질환 4. 척수손상 5. 근질환 6. 뇌졸증 7. 소아마비 8. 루게릭병 9. 파킨슨병 10. 치매

*20초간 내용을 본 후 위의 내용을 가리고 5초 후 진행해 주세요.

구분	질문	답변
1	연하곤란의 원인 3가지를 써 주세요.	

참고

· 저작곤란 : 씹기과정에 어려움/ 연하곤란 : 음식물이 위장으로 이동하는데 장애가 있는 상태

거울에 반사하기

막대가 거울에 반사되어 변하는 모양을 색칠해 주세요.

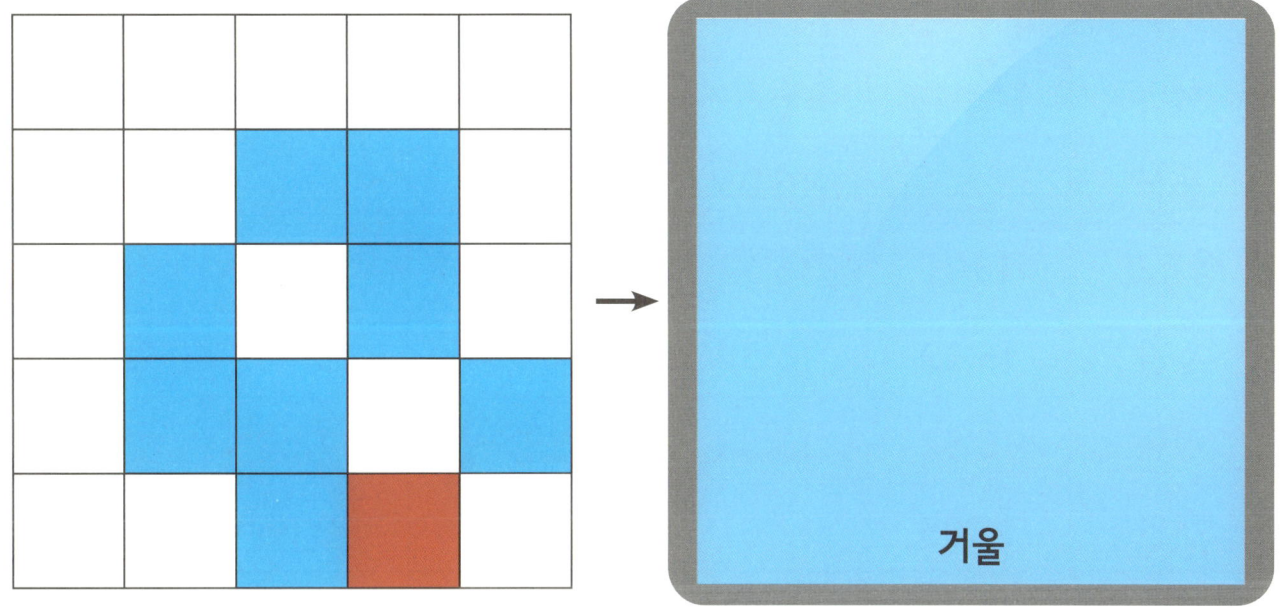

열차운행시간표

계산능력 Lv 6

아래 열차운행시간표를 보고 질문에 답해 주세요.

제1123열차		
역명	도착시간	출발시간
용산	-	16:05
영등포	16:11	16:13
수원	16:32	16:34
평택	16:52	16:53
천안	17:05	17:07
강경	18:33	18:34
전주	19:09	19:14
순천	20:21	20:23
여수EXPO	20:46	-

제715열차		
역명	도착시간	출발시간
서울	-	16:35
용산	16:40	16:45
광명	16:58	16:59
천안아산	17:20	17:22
익산	18:03	18:08
전주	18:23	18:24
구례	19:10	19:11
여천	19:38	19:39
여수EXPO	19:47	-

구분	질문	열차 번호	소요시간
1	영등포역에서 강경역까지 가려면 어떤 열차를 타야 할까요? 또한 소요시간은 얼마인가요?		

암호 만들기

언어능력 Lv 6

아래 표를 보고 빈 칸에 암호를 만들어 주세요.

ㄱ	ㄴ	ㄷ	ㄹ	ㅁ	ㅂ	ㅅ	ㅇ	ㅈ	ㅊ	ㅋ	ㅌ	ㅍ	ㅎ
1	2	3	4	5	6	7	8	9	10	11	12	13	14

ㅏ	ㅑ	ㅓ	ㅕ	ㅗ	ㅛ	ㅜ	ㅠ	ㅡ	ㅣ
E	ㅅ	r	J	S	5	M	N	O	

시	
금	
치	

같은 방향 표시 찾기 주의력 Lv 6

아래 그림과 같은 이미지를 찾아 주세요.

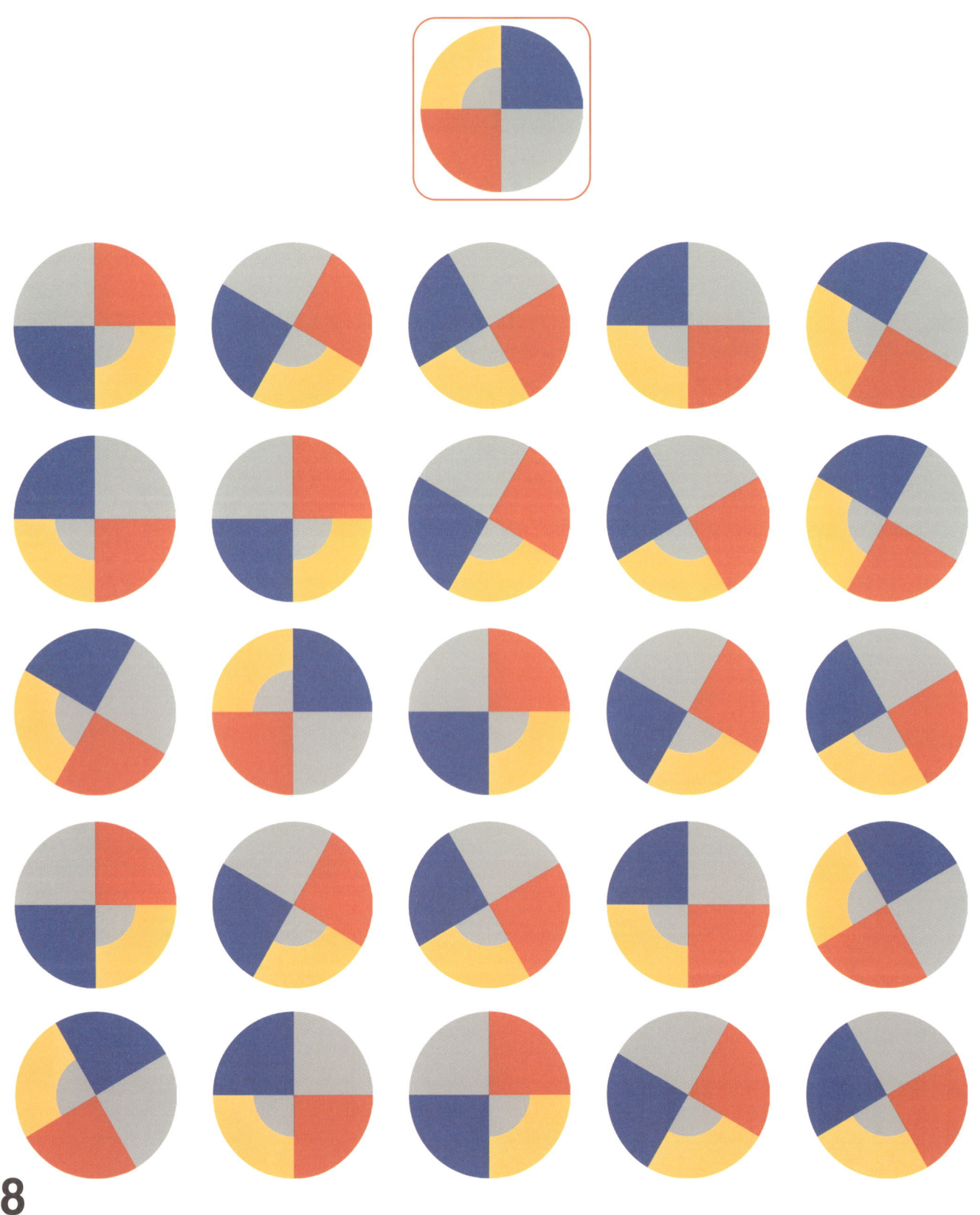

삼각형 만들기

수행기능
Lv 6

아래 'H' 모양에 직선 3개를 그어서 삼각형 6개를 만들어 주세요.

☐☐☐☐년 ☐☐월 ☐☐일 ☐요일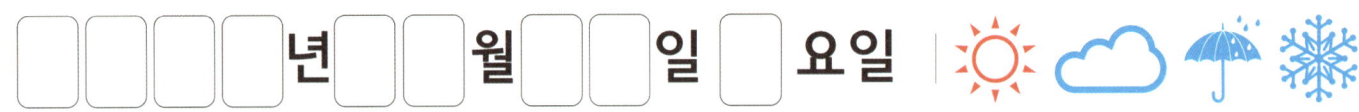

10일차

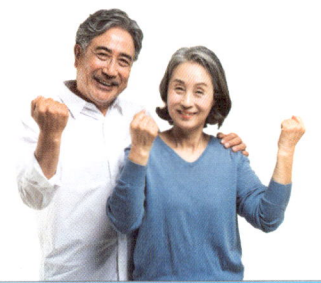

나의 다짐	오늘의 목표, 하고 싶은 일, 계획 등을 적어 주세요.

선생님께 부탁드리는 내용(보호자 작성)

치매 예방

기억력 Lv 6

아래는 치매 예방 좋은 음식입니다. 내용을 확인하고 아래 질문에 답해 주세요.

구분	성분	효과
호두	비타민 E 풍부 (항산화 성분)	뇌세포 활성화 (하루에 3~5개 섭취)
녹차	플라보노이드 (항산화 성분)	활성산소 제거, 혈액순환 (하루 2잔)
들기름	오메가 3, 6 풍부	인지기능 활성화 (아침에 1스푼)
아삭이 고추	비타민 C	세포 조직 재생 (하루 2~3개)
카레	커큐민	아밀로이드 단백질 제거 알츠하이머 예방

*20초간 내용을 본 후 위의 내용을 가리고 5초 후 진행해 주세요.

구 분	질문	답변
1	들기름의 효과는 무엇인가요?	

막대 숫자 암호

시공간능력 Lv 6

보기를 보고 아래 도형의 암호를 풀어 빈 칸에 써 주세요.

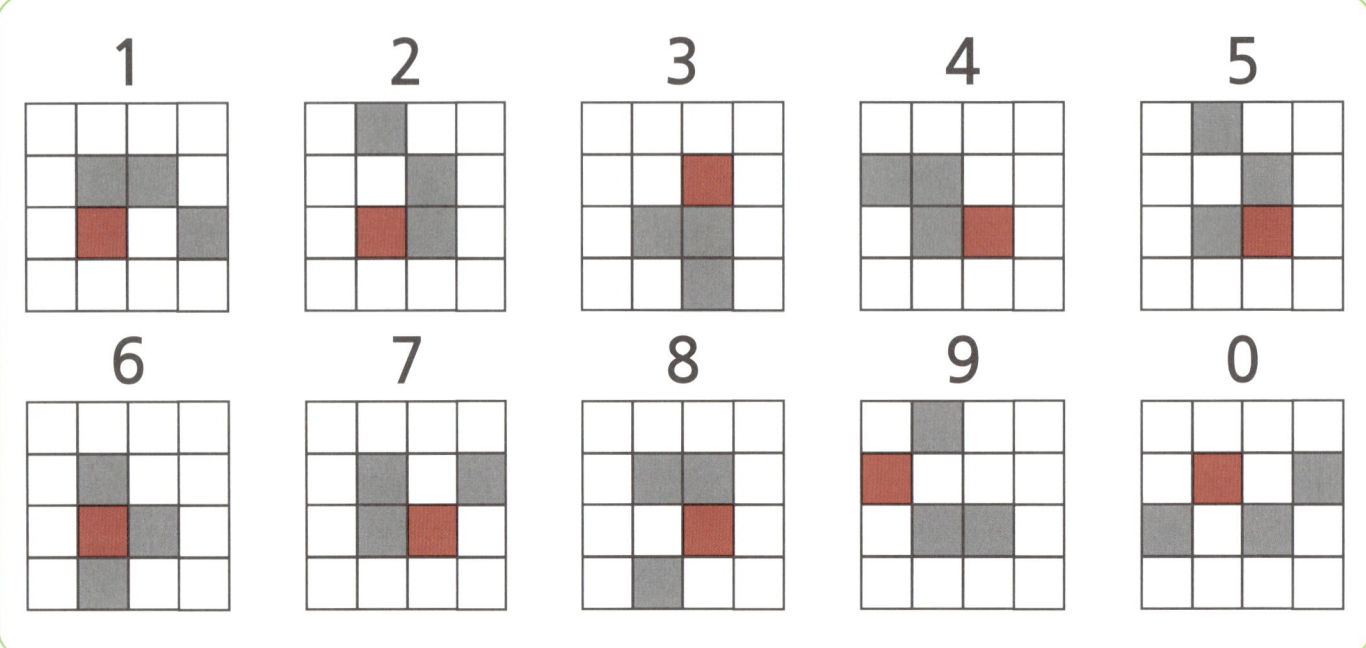

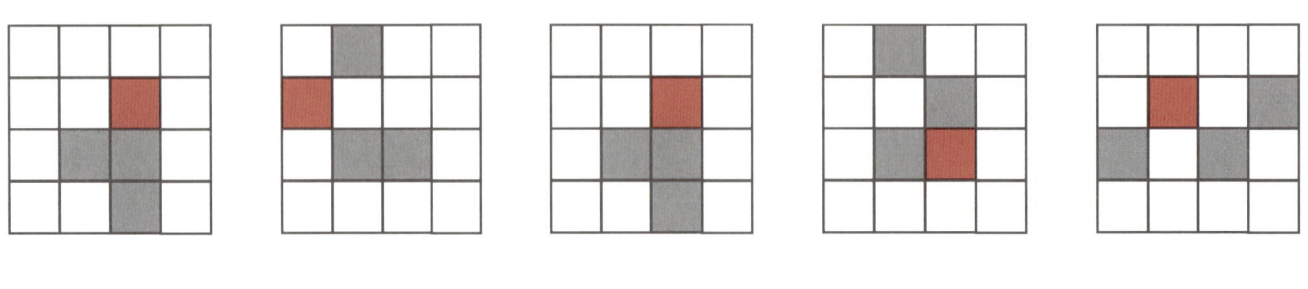

가장 큰 수와 가장 작은 수 계산능력 Lv 6

아래 수 카드를 한 번씩만 사용하여 **세 자리의 가장 큰 수와 가장 작은 수의 차**를 구해 보세요.

| 6 | 8 | 4 | 5 |

가장 큰 수	가장 작은 수	차

끝말 잇기

언어능력 Lv 6

아래 그림 카드의 이름을 말하고, 끝말 잇기 3개를 순서대로 연결해 주세요.

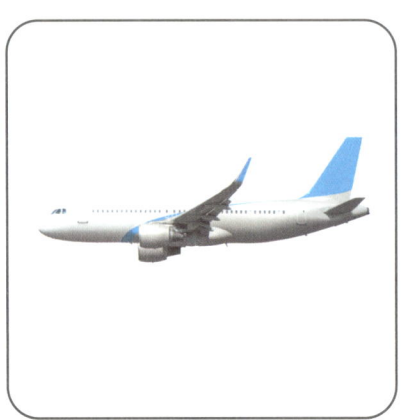
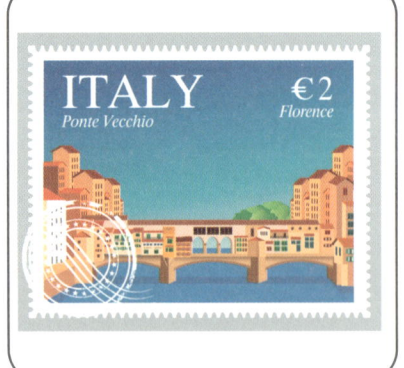
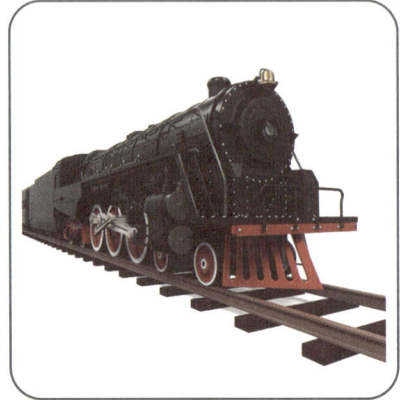
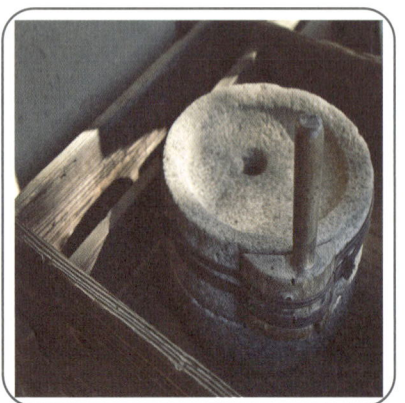
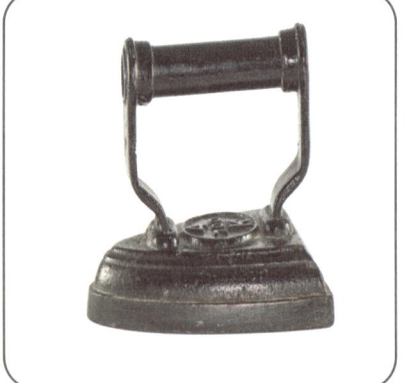
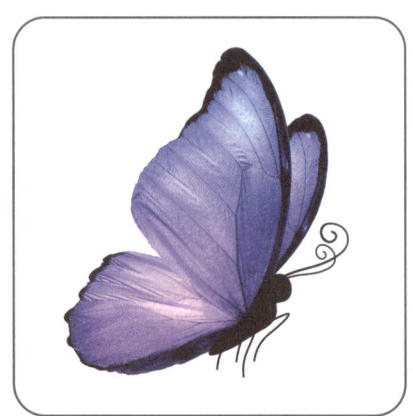

같은 모양 벌집 찾기 주의력 Lv 6

아래 그림과 같은 이미지를 찾아 주세요.

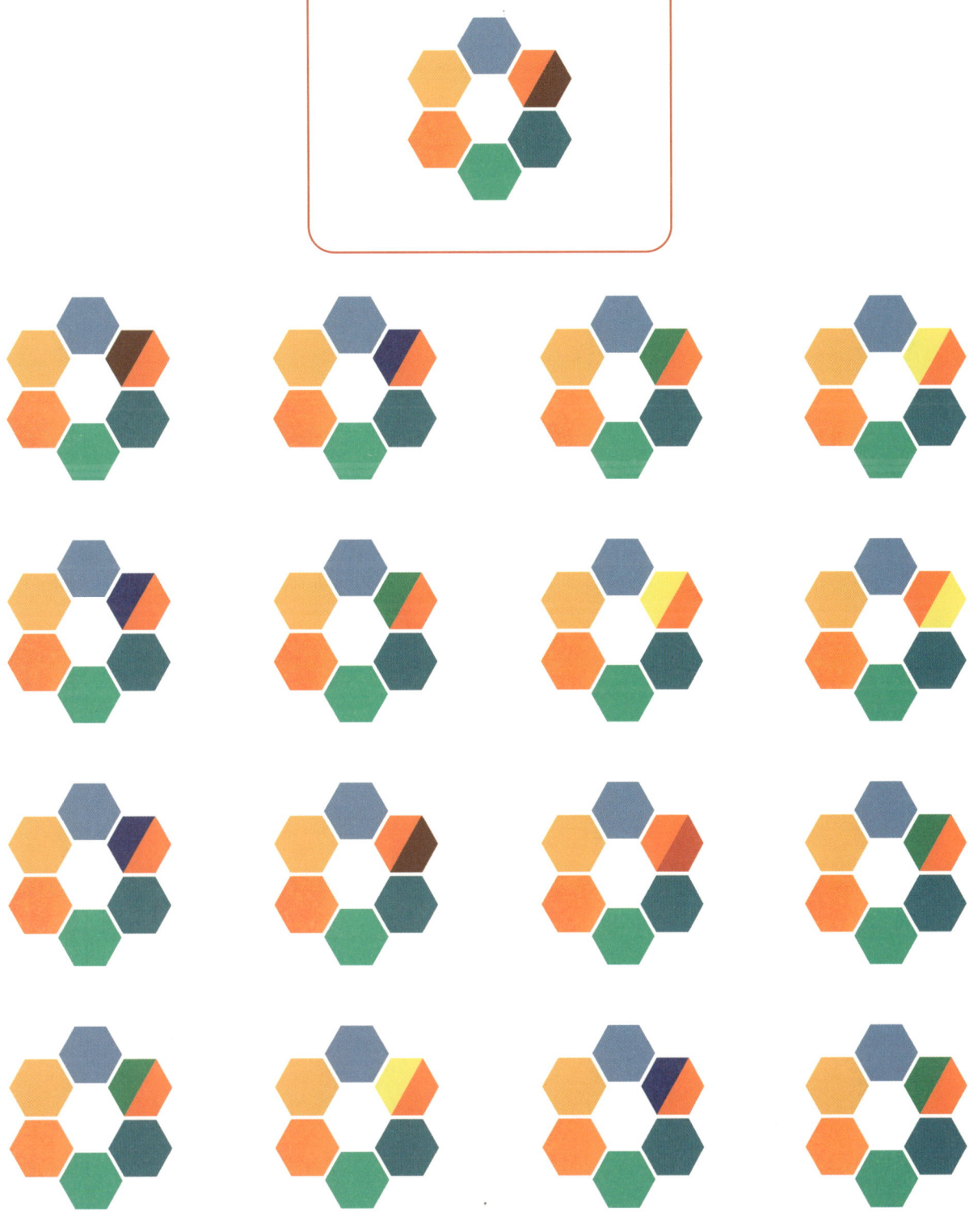

규칙 발견하기

수행기능
Lv 6

아래 숫자들은 일정한 규칙을 가지고 있습니다.
빈 칸에 들어갈 숫자를 적어 주세요.

3	7	6	4	4
1	5	?	1	2
8	8	6	7	8

빈 칸에 들어갈 숫자는 무엇일까요?	

주간활동점검

평가 Lv 6

이번 주 주요활동에 대해 간단히 적어 주세요.

구분		월			화			수			목			금		
공부하기	인지활동 (학습지, 독서, 일기쓰기)															
걷기 움직이기	설거지, 빨래, 청소, 운동															
규칙적인 식사	하루 3번 식사	아침	점심	저녁	아침	점심	저녁	아침	점심	저녁	아침	점심	저녁	아침	점심	저녁
규칙적인 투약	하루 3번 약 복용	아침	점심	저녁	아침	점심	저녁	아침	점심	저녁	아침	점심	저녁	아침	점심	저녁
개인위생	양치질, 씻기, 옷 갈아입기															
대화	말하기, 듣기, 감사표현															
사회활동	모임, 병원, 약국, 장보기, 은행 등 사회활동															
기억력	자주 쓰는 물건에 대한 기억															
기분상태	전반적인 기분 상태															

* 쓰기가 어려울 경우 ○, △, ✖로 표시해 주세요.

☐☐☐☐년 ☐☐월 ☐☐일 ☐요일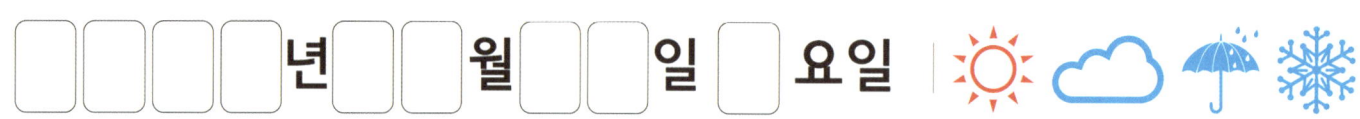

11일차

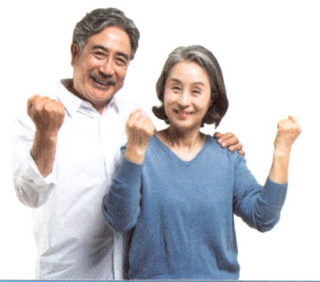

나의 다짐

오늘의 목표, 하고 싶은 일, 계획 등을 적어 주세요.

선생님께 부탁드리는 내용(보호자 작성)

노인 외래 정액제

기억력 Lv 6

아래는 노인 외래 진료비 정액제 정보입니다. 아래 빈 칸을 채워 주세요.

대상

만 65세 이상(70세로 개정 추진)

내용

의원급 외래 진료 시 진료비의 일정금액만 부담

구분	총 진료비(조제료)	환자부담
동네의원 치과의원 한의원(투약 처방 없을 때)	15,000원 이하	1,500원
	15,000 초과~20,000원	10%
	20,000원 초과~25,000원	20%
	25,000원 초과	30%
약국	10,000원 이하	1,000원
	10,000원 초과~12,000원	20%
	12,000원 초과	30%

*20초간 내용을 본 후 위의 내용을 가리고 5초 후 진행해 주세요.

구분	질문	답변
1	동네의원에서 진료비가 18,000원이면 환자부담은 얼마일까요?	

막대 글자 암호

보기를 보고 아래 도형의 암호를 풀어 빈 칸에 써 주세요.

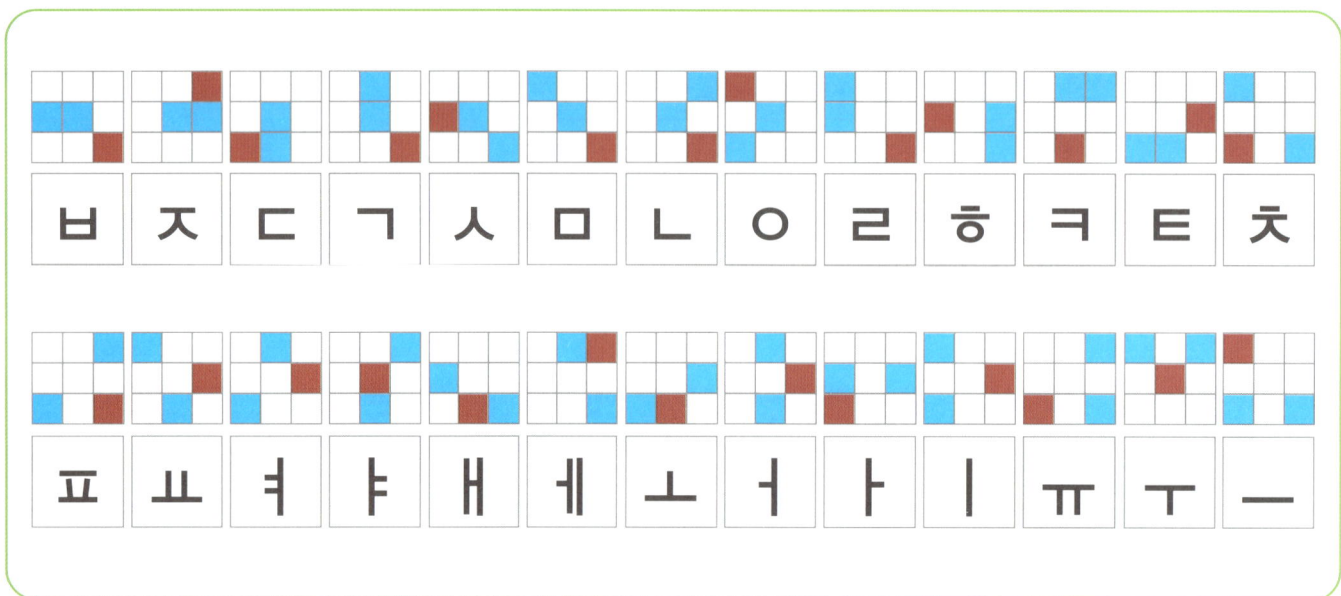

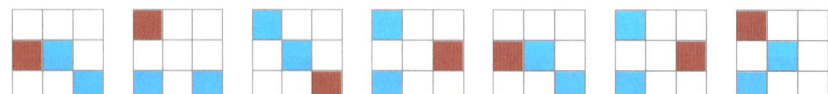

반찬 가게

계산능력 Lv 6

반찬 가게에서 반찬을 구매하려고 합니다. 아래 반찬 구매 시 총 결제금액을 적어 주세요.

종류	중량(g)	가격(원)
취나물무침	150	5,500
쭈꾸미볶음	150	8,300
바지락쑥국	300	11,900
냉이된장국	250	4,900
더덕구이	300	8,900
배추김치	200	6,500

구 분	구매내역	결제가격(원)
1	바지락쑥국 600g 더덕구이 300g 취나물무침 450g	

초성퀴즈

언어능력 Lv 6

아래는 사자성어 초성퀴즈 입니다. 제시된 초성과 설명을 보고 빈 칸을 채워 주세요.

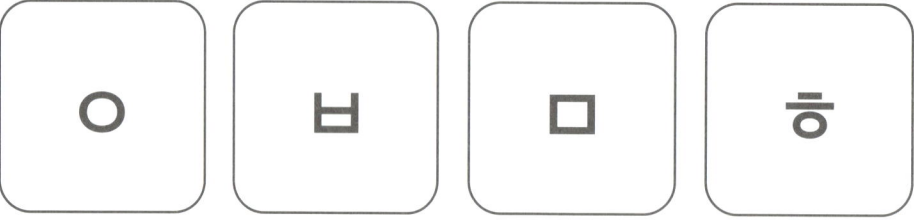

ㅇ　ㅂ　ㅁ　ㅎ

미리 준비해 두면 근심할 것이 없음

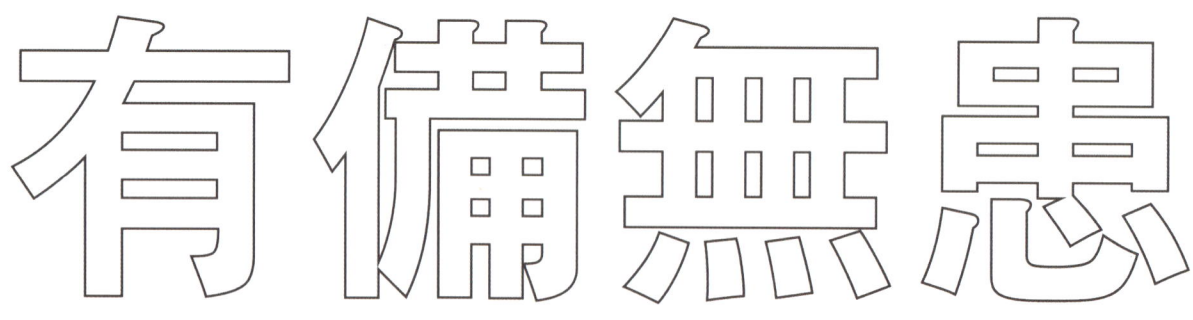

※ 색칠해 주세요.

같은 색 글자 찾기 — 주의력 Lv 6

'글자 의미'와 '글자 색'이 같은 것을 찾아 주세요.

빨강	주황	파랑	초록
노랑	초록	빨강	초록
파랑	빨강	파랑	빨강
파랑	주황	파랑	파랑
파랑	주황	노랑	빨강
빨강	초록	빨강	파랑
파랑	초록	주황	초록
노랑	파랑	파랑	파랑

도형 숫자

수행기능 Lv 6

아래 도형 계산의 규칙을 찾아 빈 칸에 알맞은 숫자를 적어 주세요.

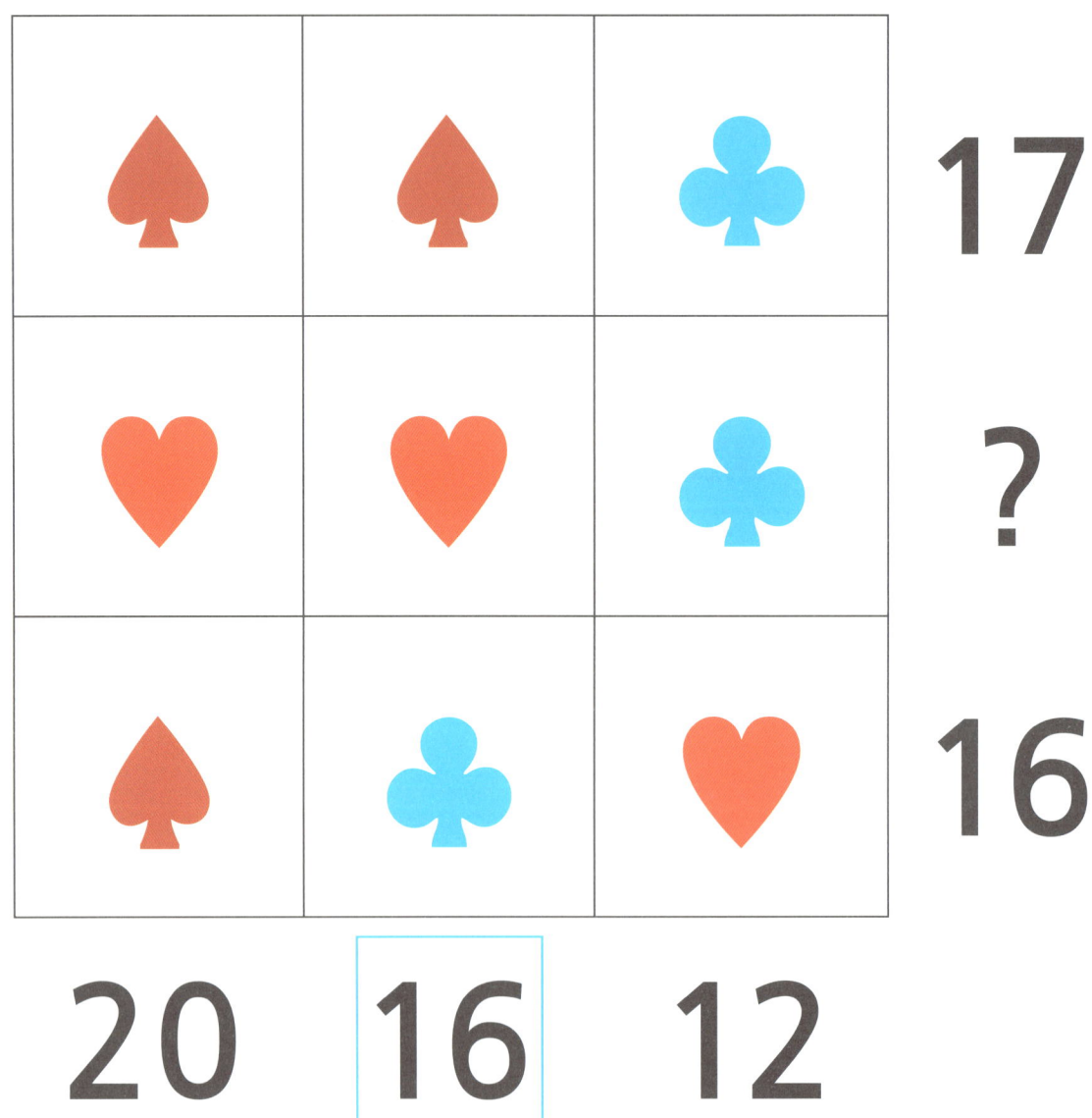

| 빈 칸에 들어갈 숫자는 무엇일까요? | |

☐☐☐☐년 ☐☐월 ☐☐일 ☐요일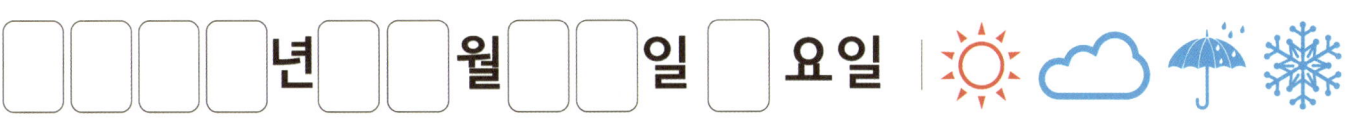

12일차

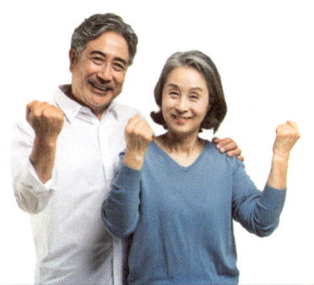

나의 다짐	오늘의 목표, 하고 싶은 일, 계획 등을 적어 주세요.

선생님께 부탁드리는 내용(보호자 작성)

배회감지기 보급

기억력 Lv 6

아래는 **치매환자 배회감지 보급** 지원 정보입니다.
아래 빈 칸을 채워 주세요.

대상

1. 2회 이상 경찰에 실종 신고된 어르신
2. 배회 가능 어르신

내용

배회감지기와 인식표를 보급하여 실종방지와 보호 및 관리

대상	지원내용
2회 이상 경찰에 실종 신고된 어르신	배회 감지기
배회 가능 어르신	인식표

방법

1	보건소 보건사업과 접수
2	경찰청에서 배회 어르신 명단 통보, 신청가능 여부 조사
3	신청서 제출(도, 경찰청)

*20초간 내용을 본 후 위의 내용을 가리고 5초 후 진행해 주세요.

구분	질문	답변
1	배회감지기 지급대상은 몇회 이상 실종 신고된 어르신인가요?	

글자 반사하기

시공간능력 Lv 6

아래 글자가 거울에 반사되어 변하는 모양을 빈 칸에 그려 주세요.

비행기 →

거울

구슬 숫자 파악하기

계산능력 Lv 6

아래 설명을 보고 빈 칸에 각 구슬의 갯수를 파악하여 적어 주세요.

종류	설명	갯수
노란색 구슬	-	9개
초록색 구슬	파란색에서 보라색을 뺀 것의 4배	
파란색 구슬	노란색의 2배 보다 3개 많음	
보라색 구슬	노란색 보다 7개 많음	
빨간색 구슬	초록색의 4배에서 9개 적음	

감각 표현

언어능력 Lv 6

알맞은 감각적 표현을 찾아 선으로 연결해 주세요.

- 아이스크림을 표현한 말
- 짬뽕을 표현한 말

- 시리다
- 얼큰하다
- 달콤하다
- 얼얼하다
- 차갑다

숫자 연결하기

주의력 Lv 6

1~20까지 **노랑-빨강-파랑** 순으로 선으로 연결해 주세요.

약속 시간 지키기 수행기능 Lv 6

아래 지도에 약속 시간에 맞게 이동 경로를 표시하고 빈 칸을 채워 주세요.

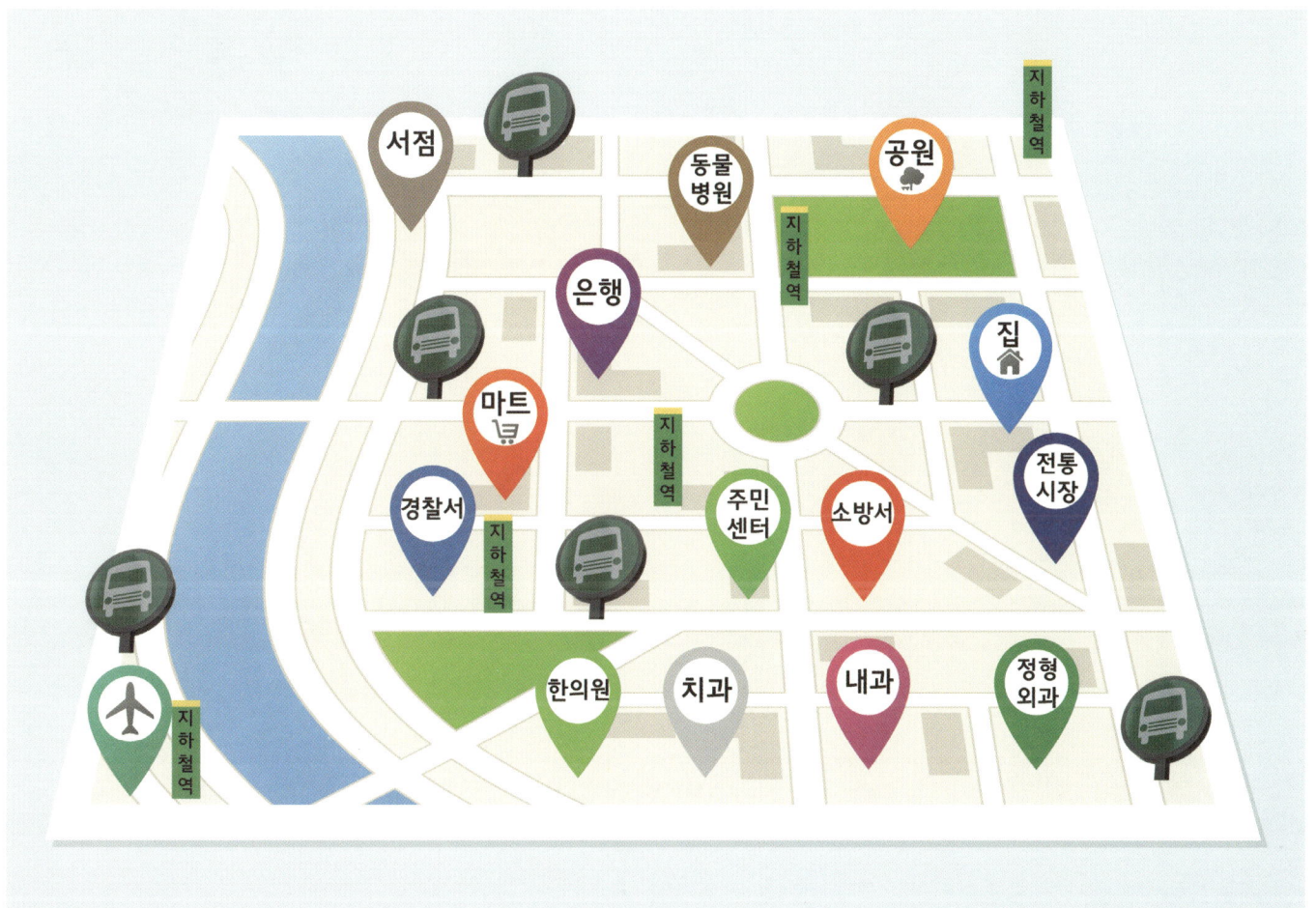

구분	이동경로	집에서 출발 시간
1	집에서 출발	
2	오후15시 치과 예약	
3	치과 방문 전 50분간 서점에서 독서	
4	집에서 서점까지 40분 소요	
5	서점에서 치과까지 50분 소요	

☐☐☐☐년 ☐☐월 ☐☐일 ☐요일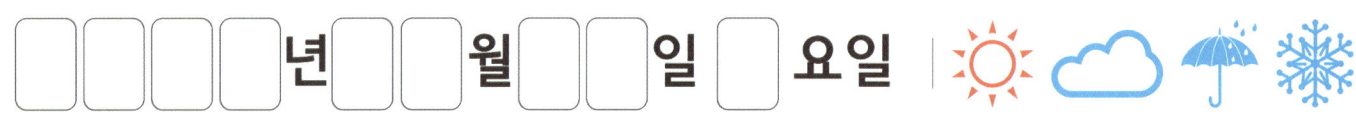

13일차

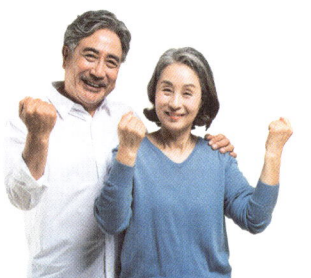

나의 다짐	오늘의 목표, 하고 싶은 일, 계획 등을 적어 주세요.

선생님께 부탁드리는 내용(보호자 작성)

식사요법

기억력 Lv 6

아래는 **노인식 식사요법**의 주요 내용입니다. 아래 질문에 답해 주세요.

구분	식사요법	1일 권장량
1	고기, 생선, 계란, 콩, 콩제품 등 양질의 단백질 매일 섭취	3그릇
2	채소와 과일 매일 섭취	6그릇
3	곡류 및 전분류	3.5그릇
4	우유 또는 두유를 간식으로 섭취	1~2컵
5	지방과 기름은 적당히 섭취	하루 섭취열량 중 1% 미만

*20초간 내용을 본 후 위의 내용을 가리고 5초 후 진행해 주세요.

구분	질문	답변
1	채소와 과일은 하루 몇 그릇을 섭취해야 할까요?	

주의사항

연하곤란인 경우 섭취량이 부족하여 고영양식을 권장합니다.

버스 노선도

출발정류소와 도착정류소가 아래와 같을 때 타야 할 버스 번호를 적어 주세요.

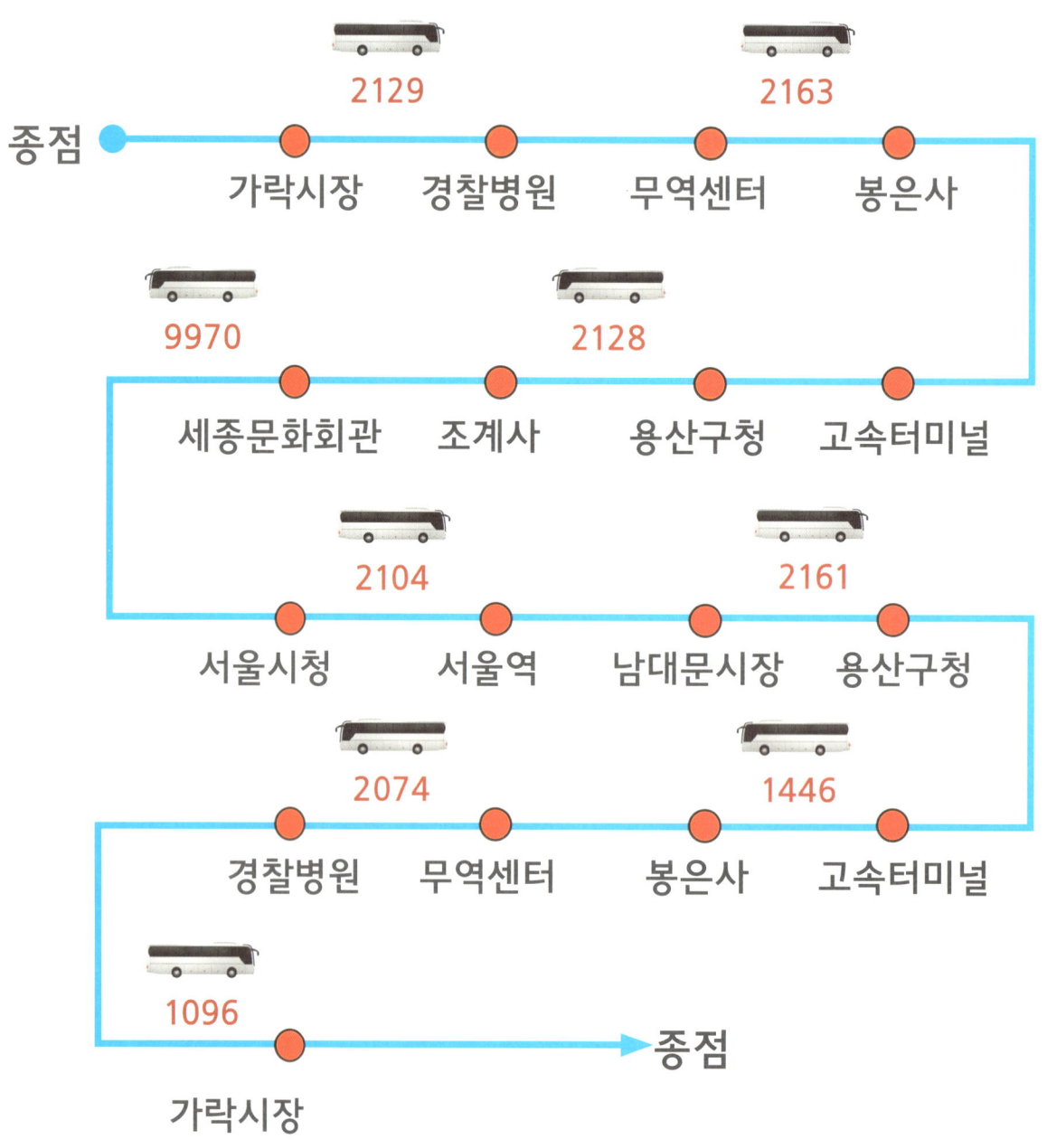

출발정류소	도착정류소	버스번호
고속터미널	봉은사	

육류 구매

계산능력 Lv 6

육류를 구매하려고 합니다. 아래 단가표를 보고 빈 칸을 채워 주세요.

구 분	고기 종류	100g당 가격(원)
1	생삼겹살	1,800
2	생목살	1,650
3	생앞다리살	800
4	꽃등심	6,000
5	채끝등심	6,000
6	삼계닭	1,000

구 분	구매내역	결제가격(원)
1	생앞다리살 450g 삼계닭 500g	

의미의 다양성

언어능력 Lv 6

아래 빈 칸에 공통으로 들어갈 단어를 써 주세요.

1. 너의 (　) 이 반짝반짝 빛난다.

2. 하늘에서 하얀 (　) 이 내려요.

3. 봄이 되니 나뭇가지에 (　) 이 움튼다.

빈 칸에 들어갈 단어는 무엇일까요?	

다른 색 찾기

왼쪽과 다른 색을 오른쪽에서 찾아 표시해 주세요.

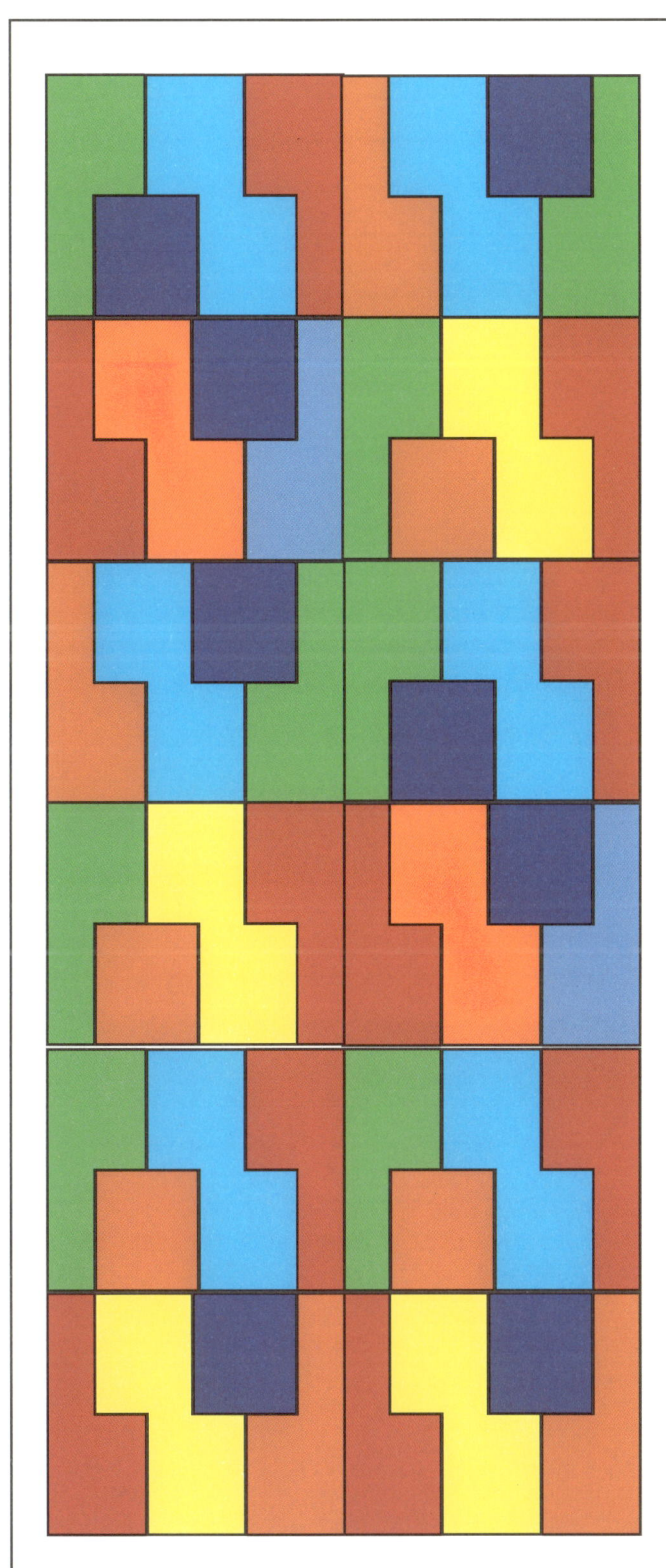
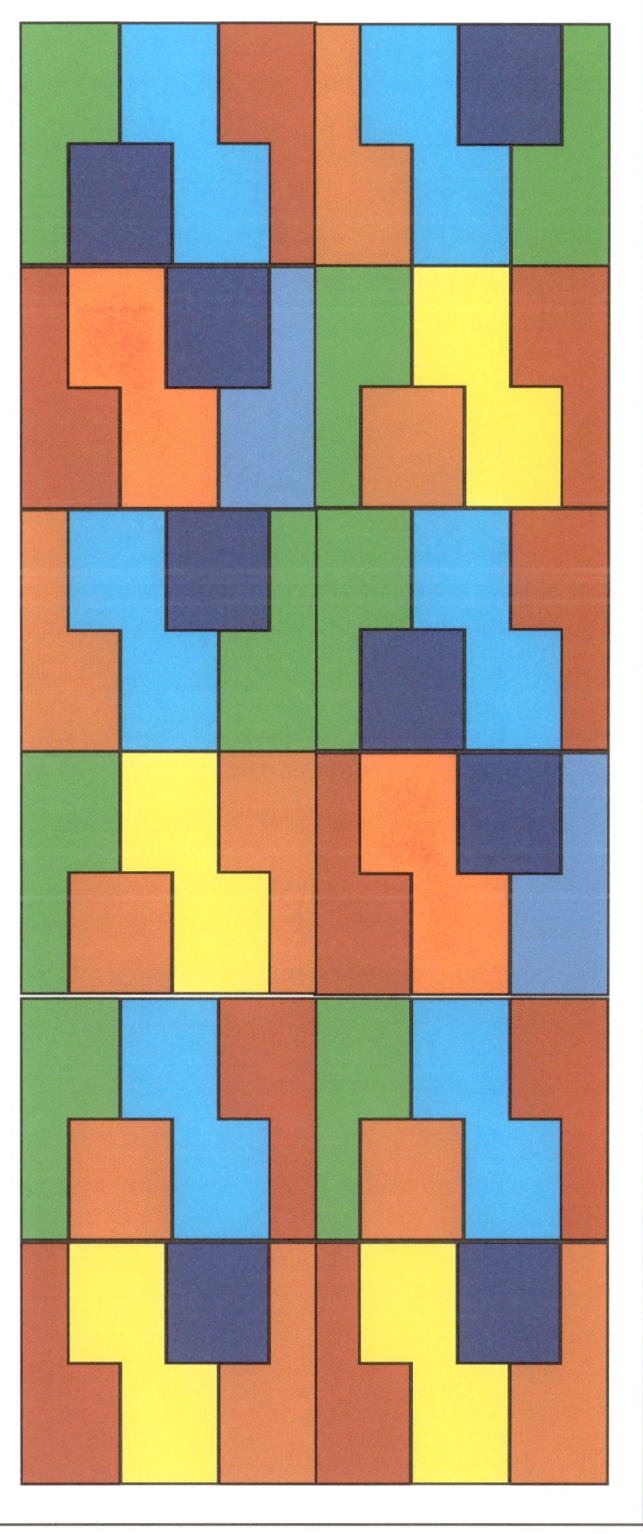

물통 채우기

수행기능 Lv 6

왼쪽의 2개의 물통을 이용하여 오른쪽 통에 목표 만큼 물을 채워주세요.

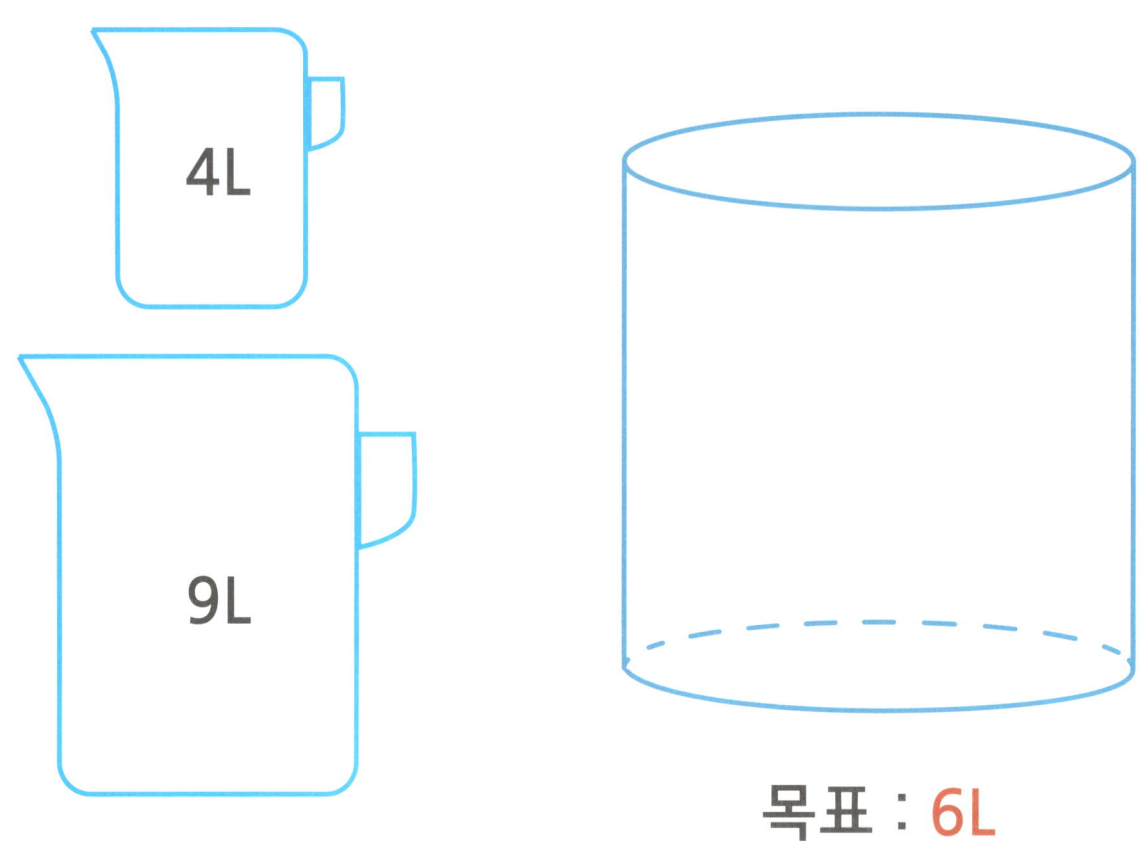

목표 : 6L

6L 채우는 방법

☐☐☐☐년 ☐☐월 ☐☐일 ☐요일

14일차

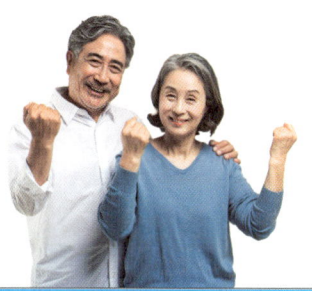

나의 다짐	오늘의 목표, 하고 싶은 일, 계획 등을 적어 주세요.

선생님께 부탁드리는 내용(보호자 작성)

추천 식단

기억력 Lv 6

아래는 노인식 추천식단입니다. 아래 질문에 답해 주세요.

조식	간식	중식	간식	석식	간식
완두콩밥	두유	현미밥	과일	잡곡밥	우유
쇠고기미역국		북어계란국		두부된장찌게	
삼치마요구이		불고기		굴비양념찜	
숙주나물		상추치커리무침		취나물	
두부쑥갓무침		두부조림		도토리묵	
김치		김치		김치	

*20초간 내용을 본 후 위의 내용을 가리고 5초 후 진행해 주세요.

구분	질문	답변
1	중식에 나온 고기요리 이름은 무엇인가요?	

주의사항
음식을 다지거나 갈아서 부드럽게 하고 자극적이지 않게 조리합니다.

물에 비친 막대 시공간능력 Lv 6

막대가 물에 비친 **모양과 색**을 맞추어 색칠해 주세요.

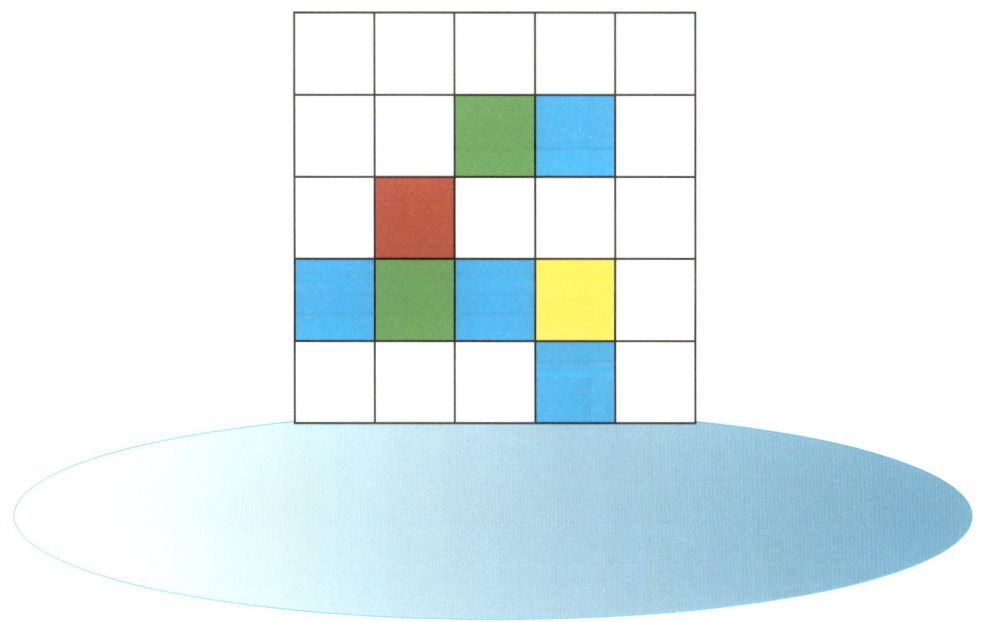

뮤지컬 관람

계산능력 Lv 6

뮤지컬을 관람하려고 합니다. 아래 입장인원의 입장료를 적어 주세요.

구분	R석	S석	A석	B석	비고
기본가	140,000	120,000	80,000	60,000	

할인정보			
구분	할인율	매수	비고
프리뷰	30%	-	공연시작일로 부터 5일간
재관람	20%	1인 2매	이전 공연 유료 실물티켓 소지자
3인 이상	20%	1인 3매 이상	동일회차, 동일등급 예매 시
청소년	30%	본인만	생년월일 증빙서류
장애인 국가유공자	50%	동반 1인	복지카드, 유공자증 지참

구 분	구매 내역	결제가격
1	성인 2명 S석 공연시작일로 부터 3일 이내 관람	

등산 안전 수칙

언어능력 Lv 6

다음은 등산 안전수칙에 관한 사항입니다.
공통으로 들어갈 단어를 적어 주세요.

1. **체력과 적정 시간**을 고려하여 등산코스 선택
2. **정해진 등산로**를 준수
3. 비상 시 대비 **고열량 식품, 비상 손전등, 담요** 준비
4. 눈에 잘 띄는 등산복을 입고 얇은 옷을 여러 겹 겹쳐 입어 **체온조절**
5. 등산에 표시되어 있는 **위치 (　　　　)** 확인
6. 구조 신고 시 **위치 (　　　　)** 를 정확하게 전달

| 빈 칸에 들어갈 단어는 무엇일까요? | |

종량제 쓰레기

주의력 Lv 6

아래는 종량제 쓰레기 봉투에 버려야 할 것들 입니다.
위, 아래 내용 중 다른 것을 찾아 주세요.

영수증	보온·보냉팩	고무장갑	나무젓가락
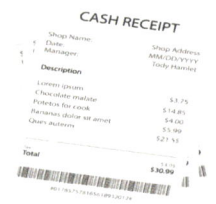	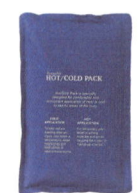	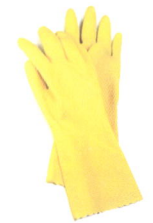	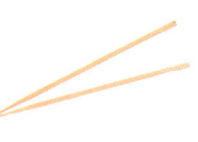

과일망	슬리퍼	사기그릇	알약포장재
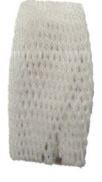	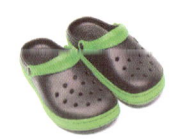	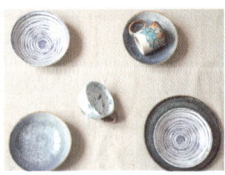	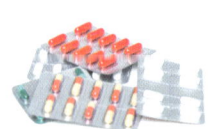

영수증	보온·보냉팩	고무장갑	나무젓가락
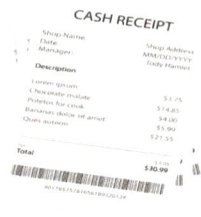	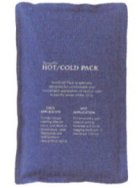	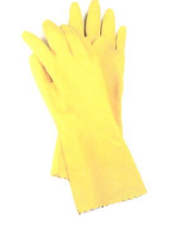	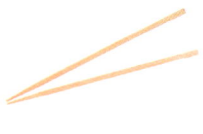

과일망	슬리퍼	사기그릇	알약포장재
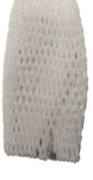	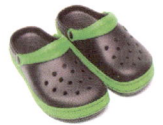	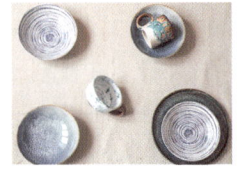	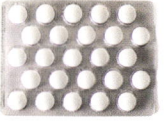

시계 바늘

수행기능 Lv 6

아래 시간 중에 큰 바늘과 작은 바늘이 가장 적게 벌어진 시계는 어느 것일까요?

06:05	**17:10**
08:50	**16:45**

시계 바늘이 가장 적게 벌어진 시계는 무엇일까요?	

☐☐☐☐년 ☐☐월 ☐☐일 ☐요일

15일차

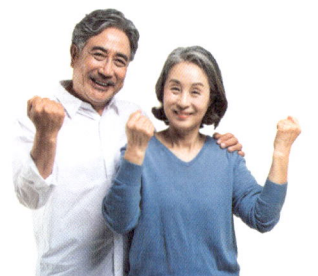

나의 다짐	오늘의 목표, 하고 싶은 일, 계획 등을 적어 주세요.

선생님께 부탁드리는 내용(보호자 작성)

디지털 도어락 열기 기억력 Lv 6

아래 현관 비밀번호를 기억하고, 아래 질문에 답해 주세요.

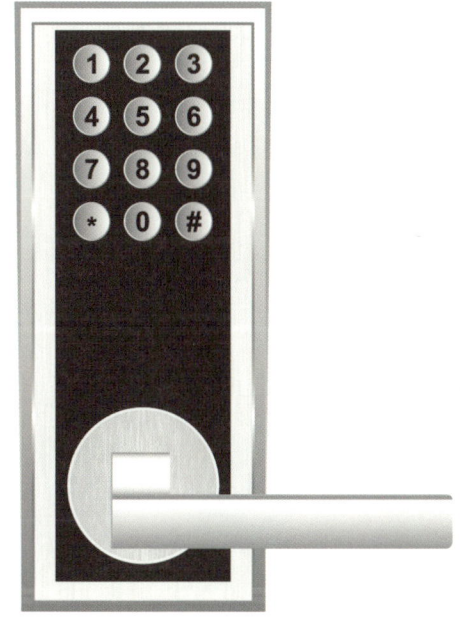

② ⑤ ⑦ ＊

⑨ ③ ④ ＊

＊20초간 내용을 본 후 위의 내용을 가리고 5초 후 진행해 주세요.

비밀번호를
순서대로
연결해 주세요.

① ② ③
④ ⑤ ⑥
⑦ ⑧ ⑨
＊ ⓪ ＃

옆면 모양 맞추기 시공간능력 Lv 6

아래 그림을 좌측면에서 바라본 모양을 찾아 ○표시해 주세요.

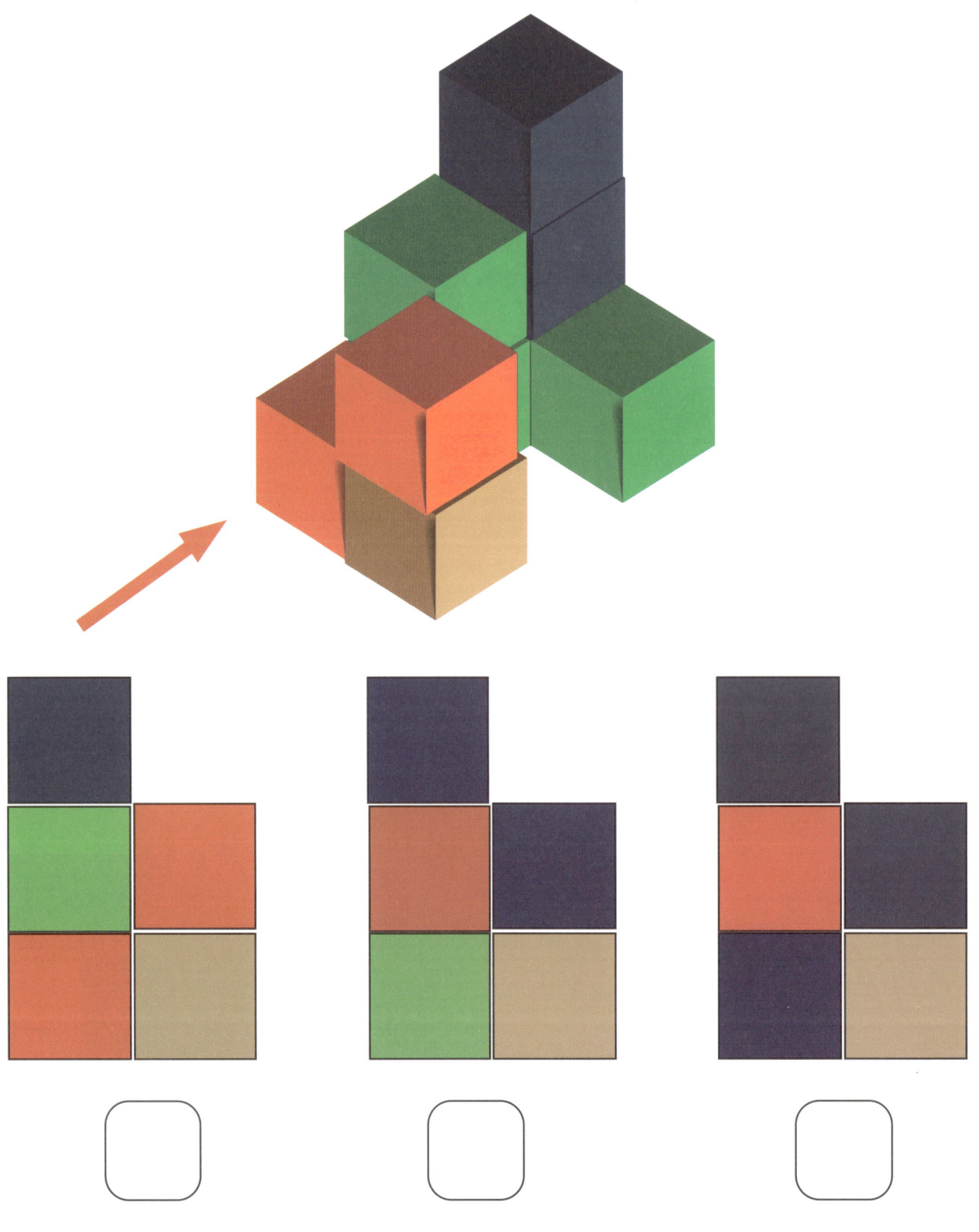

관리비 납입영수증

계산능력 Lv 6

아래 관리비 영수증을 보고 계산을 위해 1,000원 지폐, 100원 동전, 10원 동전이 몇 개씩 필요한지 적어 주세요.

일반관리비	16,450	정화조관리비	370
청소비	12,260	휘트니스사용료	10,000
경비비	22,340	화재보험료	260
승강기유지비	2,190	지능형 홈네트워크	150
수선유지비	7,050	수도료	22,370
음식물처리비	4,950		
승강기전기	2,620		
전기료	25,530		
소계	93,390	소계	33,150

1,000원 지폐	장
100원 동전	개
10원 동전	개

연관 단어

언어능력 Lv 6

다음 단어 뒤에 들어갈 수 있는 말을 찾아 써 주세요.

부드러운

	예) 옷감
부드러운	

같은모양 박스 찾기 주의력 Lv 6

아래 박스와 모양이 같은 박스를 찾아 주세요.

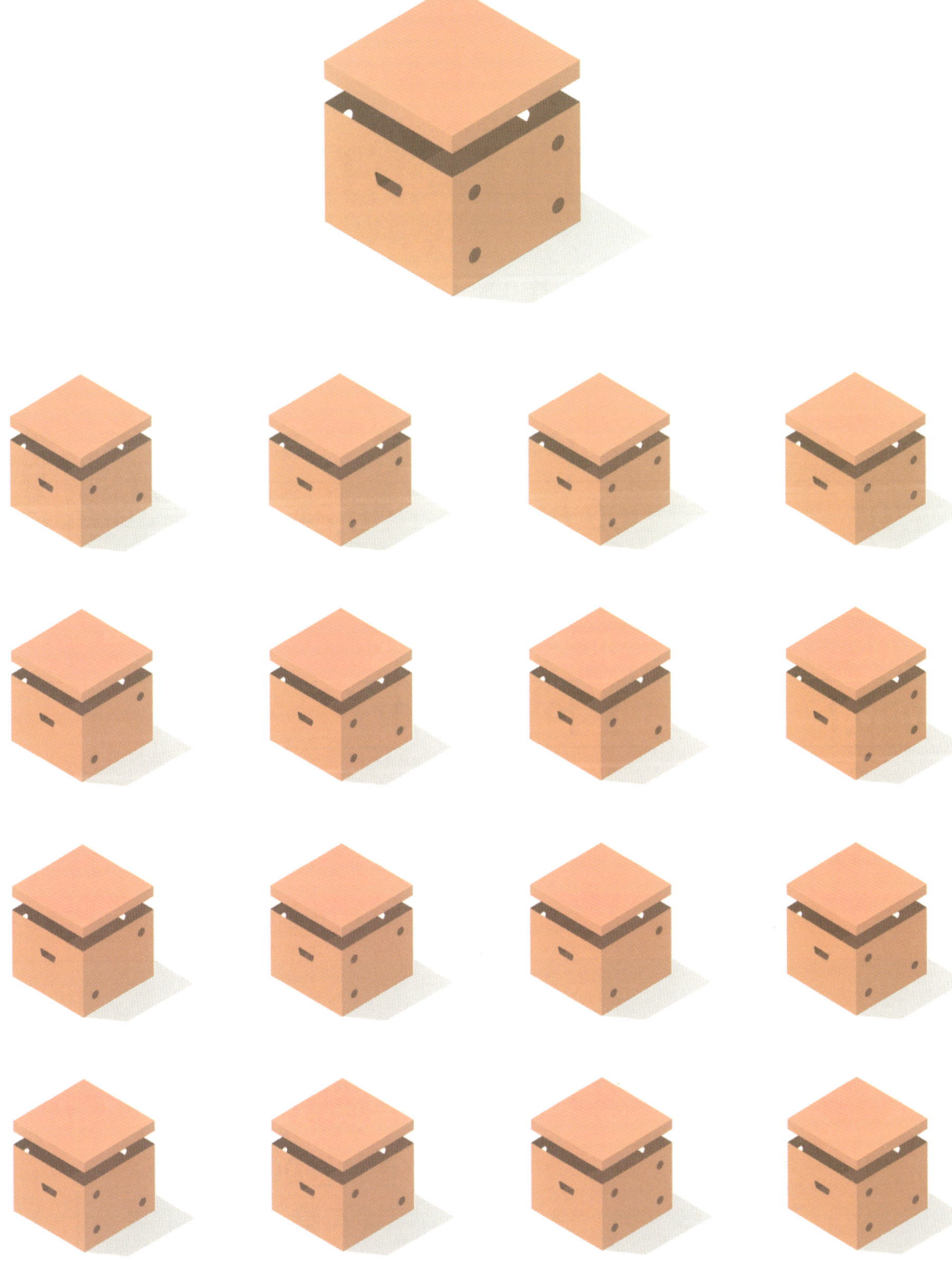

숫자 규칙 찾기

수행기능 Lv 6

아래 숫자에는 규칙이 있습니다. 규칙을 파악하여 빈 칸에 알맞은 숫자를 적어 주세요.

1111=13

1112=14

1113=15

1114=16

1115=17

문제	정답
3232 =	

주간활동점검

평가 Lv 6

이번 주 주요활동에 대해 간단히 적어 주세요.

구분		월			화			수			목			금		
공부하기	인지활동 (학습지, 독서, 일기쓰기)															
걷기 움직이기	설거지, 빨래, 청소, 운동															
규칙적인 식사	하루 3번 식사	아침	점심	저녁	아침	점심	저녁	아침	점심	저녁	아침	점심	저녁	아침	점심	저녁
규칙적인 투약	하루 3번 약 복용	아침	점심	저녁	아침	점심	저녁	아침	점심	저녁	아침	점심	저녁	아침	점심	저녁
개인위생	양치질, 씻기, 옷 갈아입기															
대화	말하기, 듣기, 감사표현															
사회활동	모임, 병원, 약국, 장보기, 은행 등 사회활동															
기억력	자주 쓰는 물건에 대한 기억															
기분상태	전반적인 기분 상태															

* 쓰기가 어려울 경우 ○, △, ✖로 표시해 주세요.

☐☐☐☐년 ☐☐월 ☐☐일 ☐요일

16일차

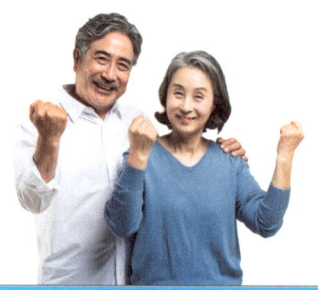

나의 다짐

오늘의 목표, 하고 싶은 일, 계획 등을 적어 주세요.

선생님께 부탁드리는 내용(보호자 작성)

노인 실명예방

기억력 Lv 6

아래는 **노인 실명예방 사업** 내용입니다. 내용 확인 후 질문에 답해 주세요.

구분	내용
사업개요	저소득층 만 60세 이상 노인의 안질환 조기 발견 및 적기 치료
대상	1. 의료급여수급자 2. 차상위계층 3. 한부모가족지원법에 따른 지원대상자
지원 의료비	1인당 본인 부담금 전액
지원제외	1. 비급여 항목(간병비, 상급 병실 입원료 등) 2. 선정 이전 발생한 의료비 3. 통원지료비
신청방법	주소지 관할 보건소에 신청

*20초간 내용을 본 후 위의 내용을 가리고 5초 후 진행해 주세요.

질문	답변
첫 번째 지원제외 항목은 무엇인가요?	

같은 모양 찾기

시공간능력 Lv 6

아래 흑백 그림과 같은 모양을 찾아 ○ 표시해 주세요.

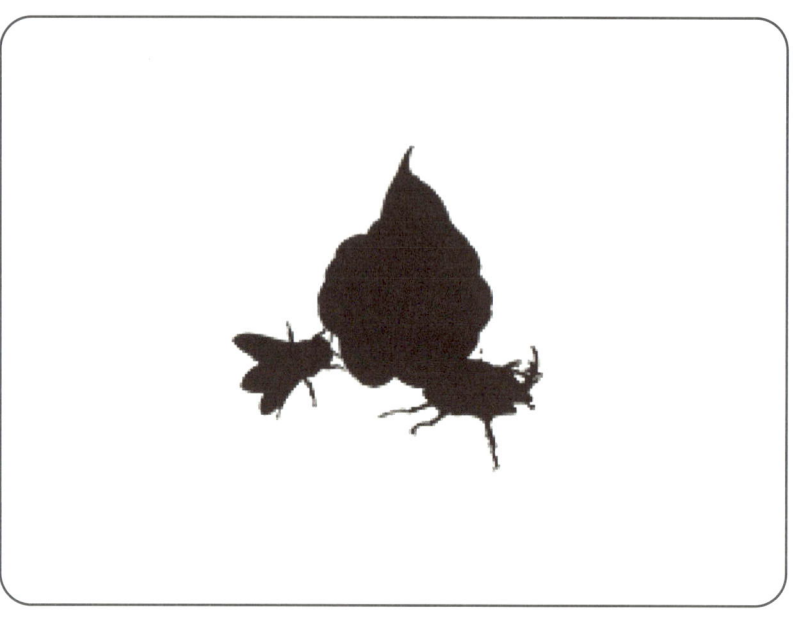

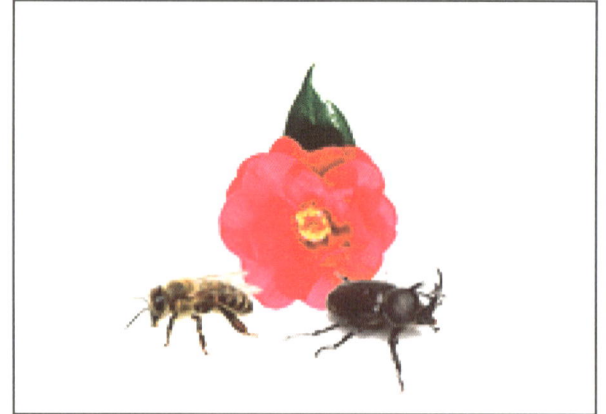 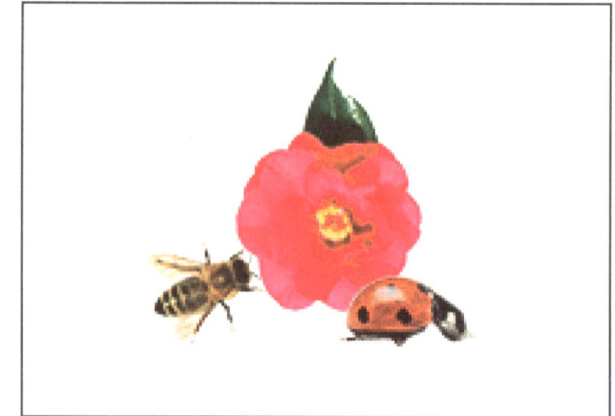

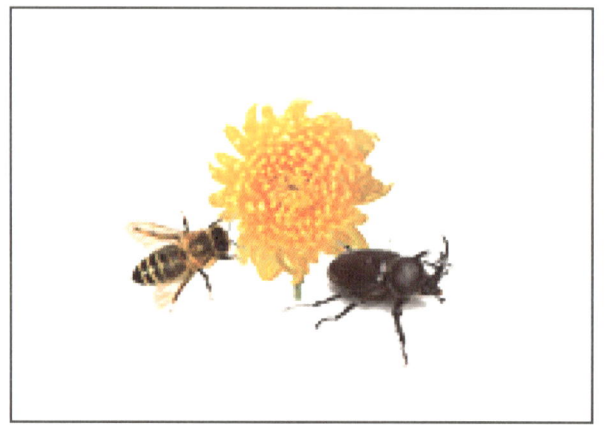 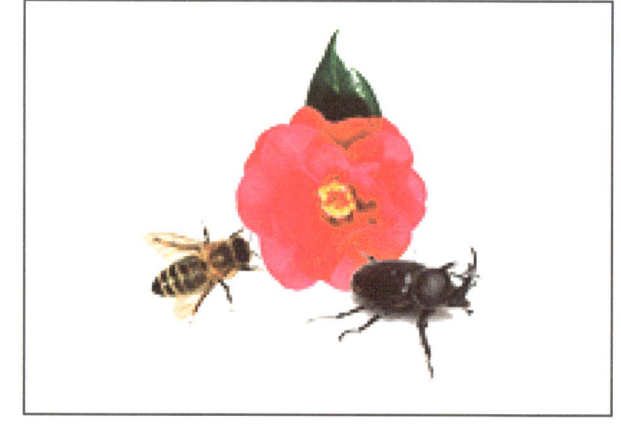

식용유 가격 비교

계산능력 Lv 6

아래 식용유의 용량, 갯수, 가격표가 있습니다.
아래 질문에 답해 주세요.

종류	용량(L)	갯수	가격(원)
1	2	1	12,400
2	1	1	6,020
3	0.5	1	3,200
4	1	3	18,900
5	2	2	23,000
6	1	5	28,000
7	2	3	34,800

질문	답변
1L 당 가격이 가장 저렴한 식용유는 몇 번인가요?	

문장배열

언어능력 Lv 6

보기에 있는 문장을 잘 읽고 일어난 순서에 따라 문장을 작성해 주세요.

샤워를 한다.
수건으로 물기를 닦는다.
옷을 벗는다.
화장품을 바른다.

No.	일어난 순서
1	
2	
3	
4	

같은 곡식 찾기

주의력 Lv 6

아래 보기와 같은 그림을 찾아 ○ 표시해 주세요.

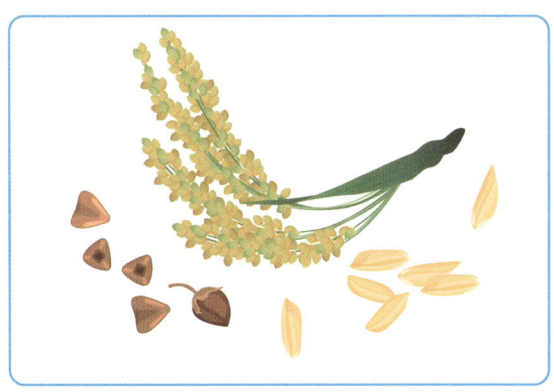

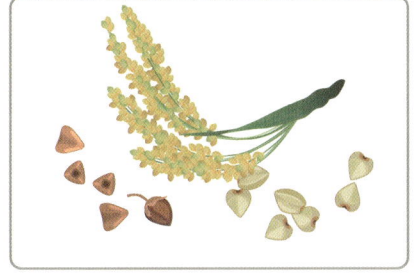 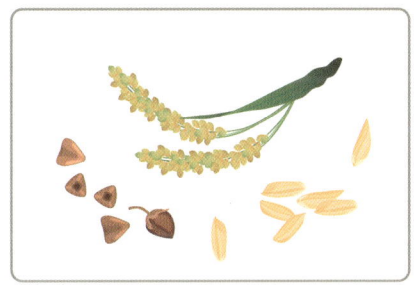 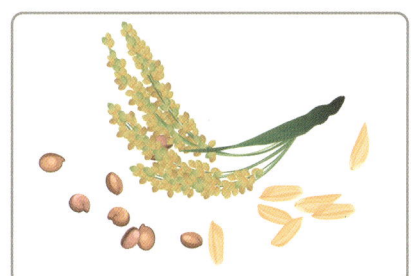

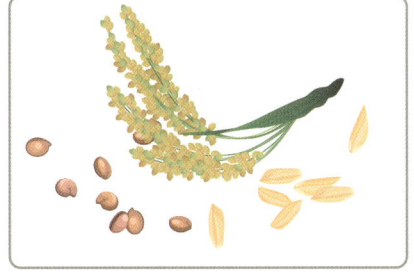 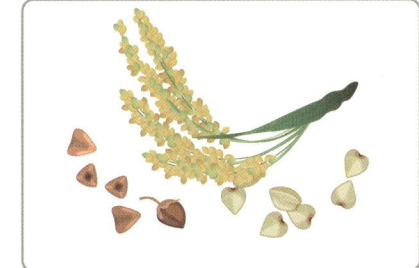 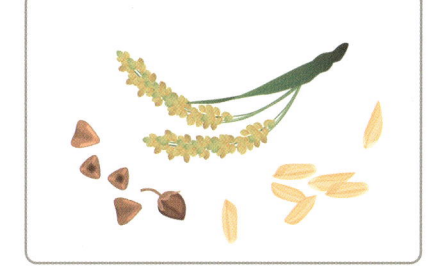

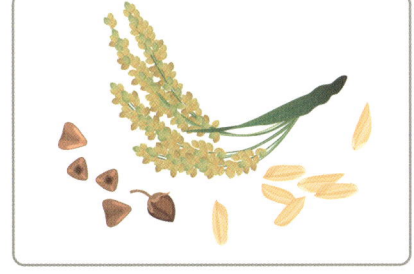 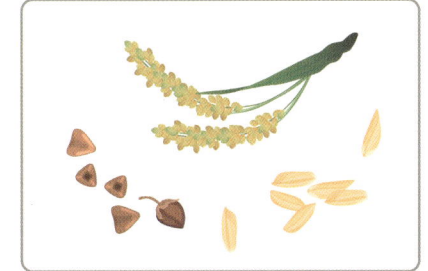 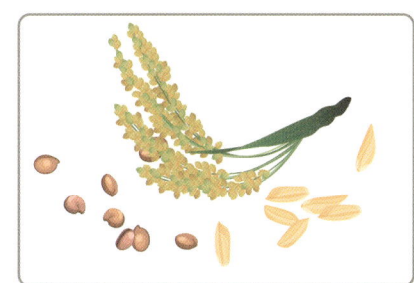

단어 규칙 찾기

수행기능
Lv 6

아래 단어의 공통규칙을 찾아 아래 질문에 답해 주세요.

가화만사성 = 1

개과천선 = 2

사필귀정 = 1

유비무환 = 0

격세지감 = 2

문제	정답
결초보은 = ?	

☐☐☐☐년 ☐☐월 ☐☐일 ☐요일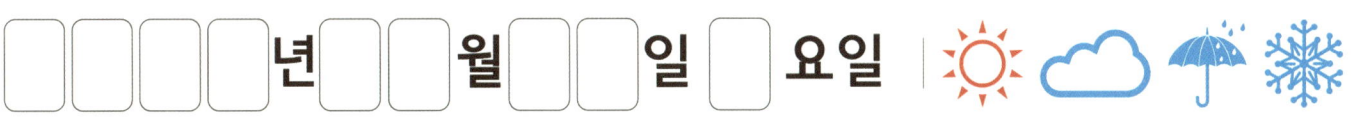

17일차

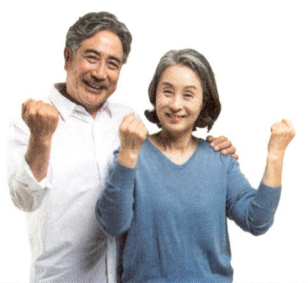

나의 다짐	오늘의 목표, 하고 싶은 일, 계획 등을 적어 주세요.

선생님께 부탁드리는 내용(보호자 작성)

전자레인지 사용

기억력 Lv 6

아래 내용은 전자레인지에 돌리면 안되는 것입니다. 질문에 답해 주세요.

No.	종류	위험요소
1	날계란	폭발 우려
2	감자	폭발 우려
3	고추	매운 스팀 발생
4	종이	화재 위험
5	알루미늄 호일	화재 위험
6	라면 용기 (플라스틱)	환경 호르몬 배출
7	스테인리스 그릇	화재 위험

*20초간 내용을 본 후 위의 내용을 가리고 5초 후 진행해 주세요.

구분	질문	답변
1	폭발 우려가 있는 음식 2가지는 무엇인가요?	

거울에 비친 숫자 시공간능력 Lv 6

거울에 비친 숫자를 아래 빈 칸에 그려 주세요.

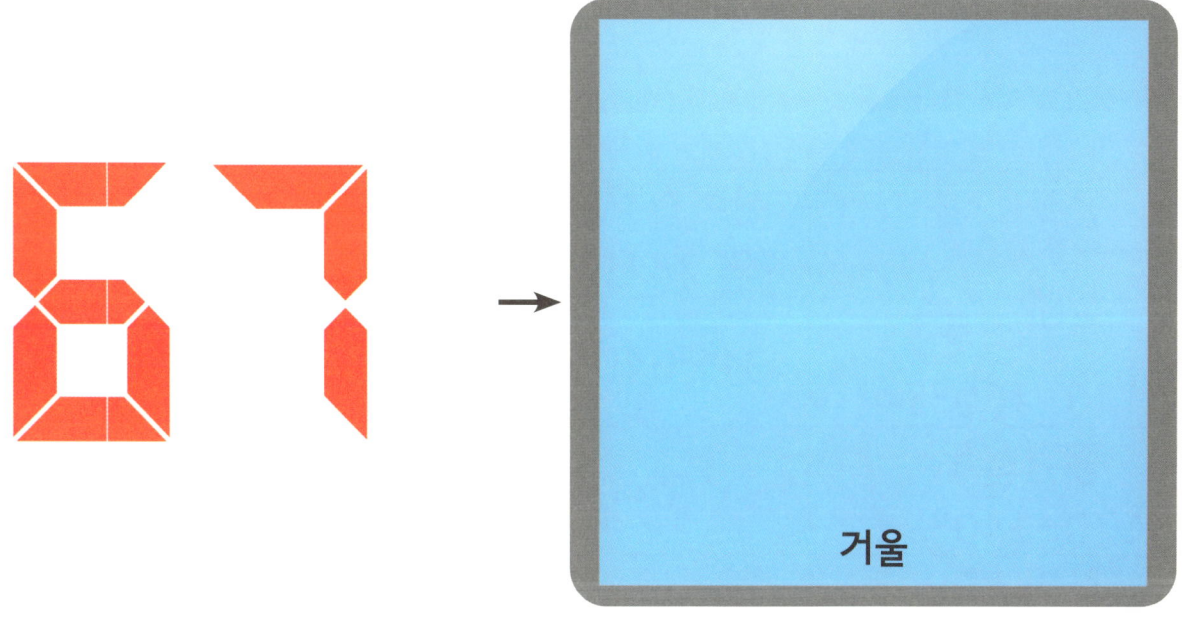

노인 단기가사 지원

계산능력 Lv 6

아래 내용은 노인 단기가사 서비스 비용입니다.
내용을 확인 후 아래 질문에 답해 주세요.

서비스가격 = 정부지원금 + 본인부담금

소득 구분	서비스 가격 (월 24시간)	정부지원금(월)	본인부담금(월)
중위소득 140~160%	311,040원	246,040원	
중위소득 120~140%	311,040원	260,040원	
중위소득 120% 미만	311,040원	275,040원	
차상위계층	311,040원	295,040원	
기초생활수급자	311,040원	311,040원	

구 분	질문	답변
1	중위소득 100% 일 경우 월 본인부담금은 얼마인가요?	

상상해서 그리기

언어능력 Lv 6

글의 내용과 순서에 맞게 상상해서 그림을 그리고 **파란색 빈 칸**에 내용을 만들어 주세요.

01. 화창한 날씨의 어느 공원

02. 빛이 번쩍하더니~

03. 땅에서 무언가 올라오는데

04.

같은 계산기 찾기   주의력 Lv 6

아래 계산기 중 보기와 같은 것을 찾아 ○표시해 주세요.

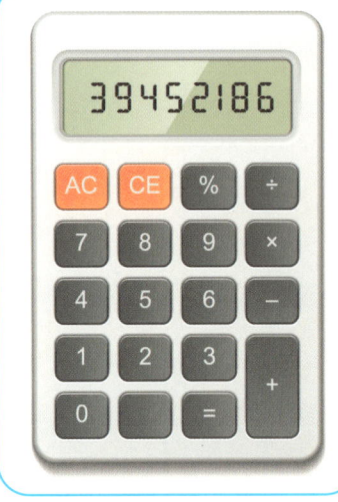

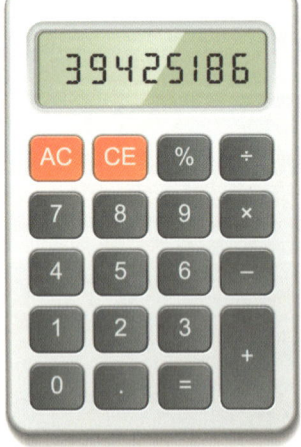 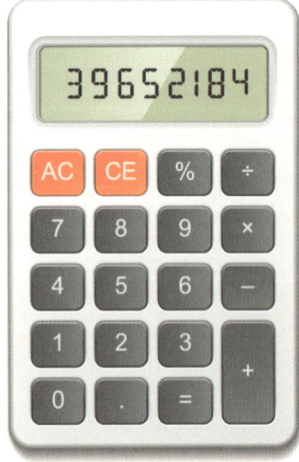 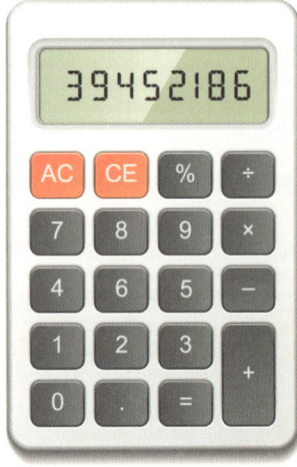

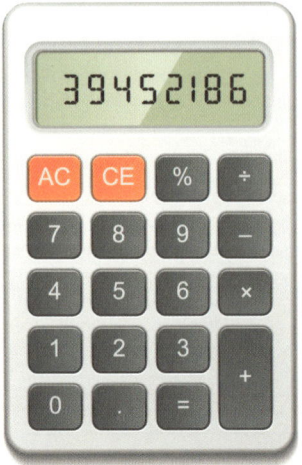 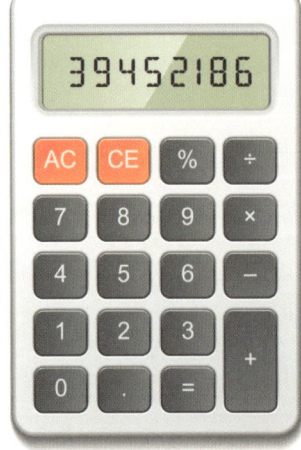

성냥 개비 계산

수행기능 Lv 6

성냥 1개를 움직여 아래 등식이 성립되게 만들어 보세요. (단, 등호는 변형할 수 없습니다.)

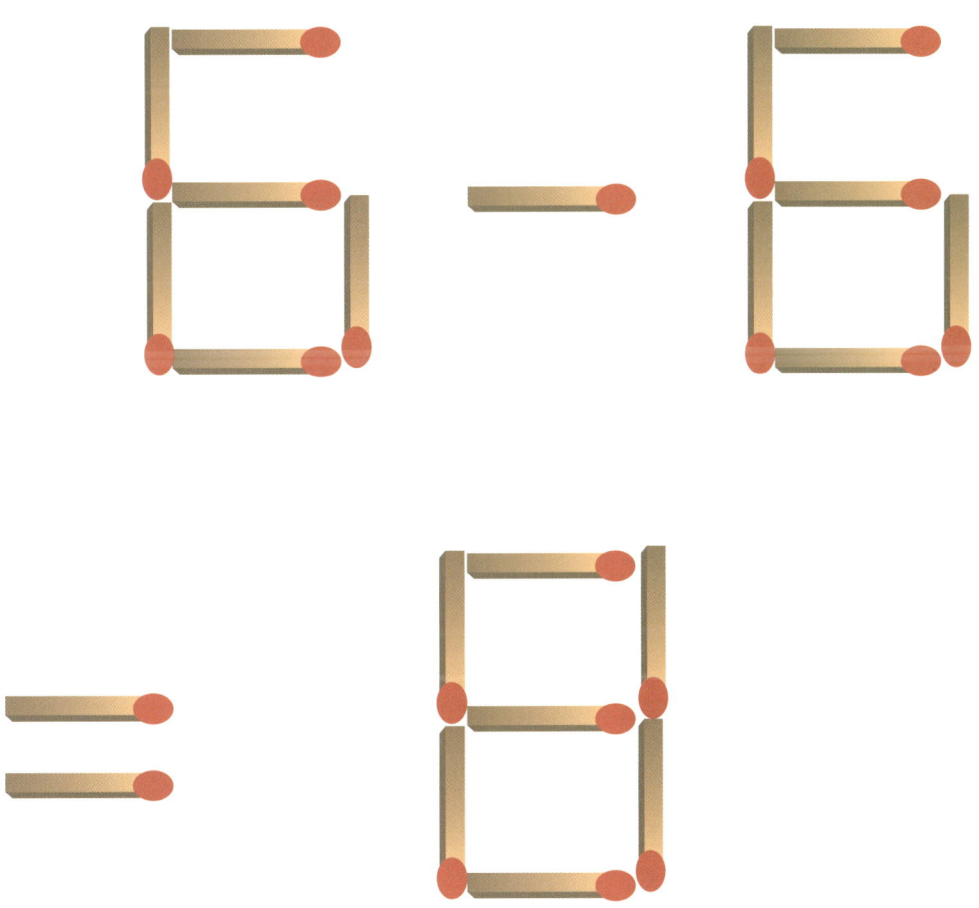

☐☐☐☐년 ☐☐월 ☐☐일 ☐요일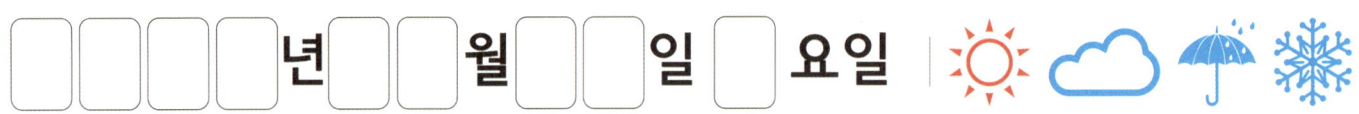

18일차

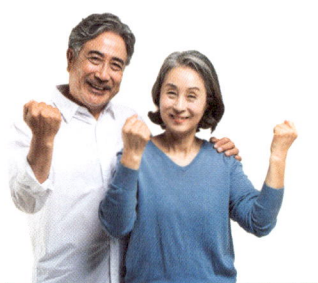

나의 다짐	오늘의 목표, 하고 싶은 일, 계획 등을 적어 주세요.

선생님께 부탁드리는 내용(보호자 작성)

심근경색

기억력 Lv 6

아래는 심근경색의 증상 및 응급조치입니다.
내용을 확인하고 빈 칸을 채워 주세요.

심근경색의 증상 및 응급조치	
1. 증상	1. 흉부압박감 2. 가슴중앙부 통증 지속 3. 어깨, 팔로 통증 방사 4. 두통, 오한, 호흡곤란, 실신
2. 응급조치	1. 니트로글리세린이 처방된 경우 혀 밑에 넣어줌 2. 목, 가슴, 허리부분의 의복을 느슨하게 함 3. 상체를 높게 해줌 4. 산소 투여 5. 편안한 자세 취함 6. 주위를 조용하게 함

※ 20초간 내용을 본 후 위의 내용을 가리고 5초 후 진행해 주세요.

구 분	질문	답변
1	심근경색의 증상으로 어디로 통증이 방사할까요?	

바둑알 놓기

아래 보기와 같은 지점에 바둑알을 그려 주세요.
(검정, 흰색 구분)

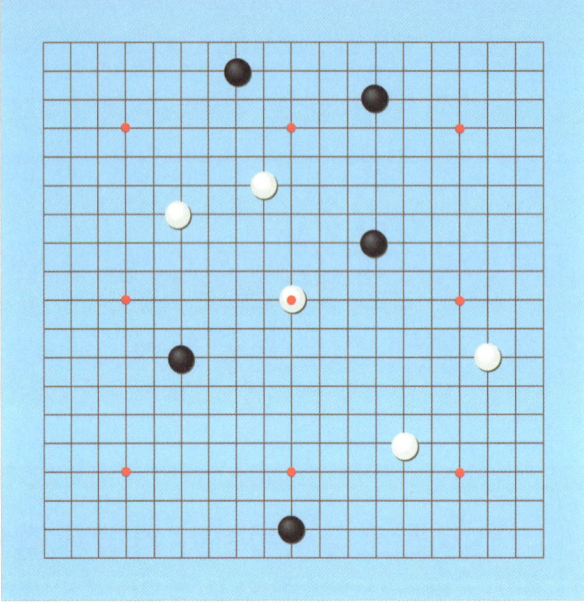

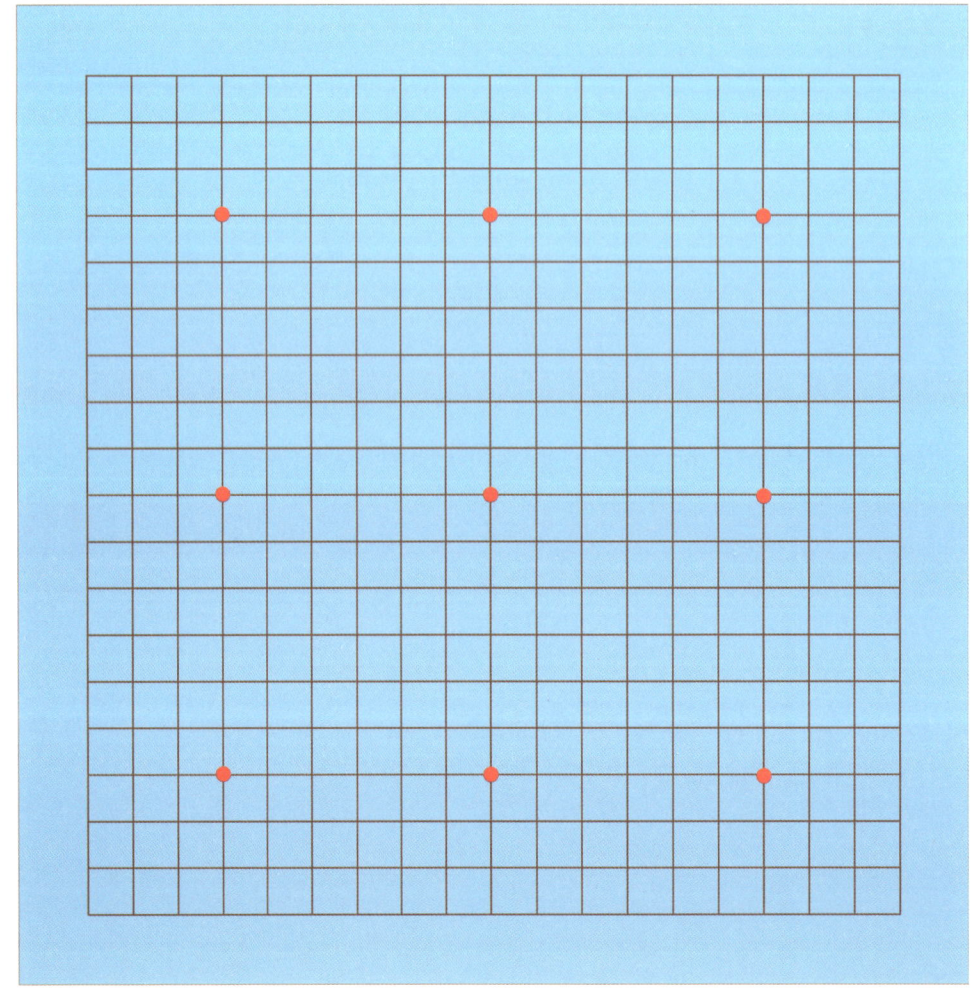

지역공동체 일자리 사업

아래 내용은 지역공동체 일자리 사업에 관한 것입니다.
내용을 확인 후 빈 칸을 채워 주세요.

구분	내용
지원대상	1. 만18세 이상 근로 능력 있는 자 2. 2인이상 가구소득이 기준중위소득 65% 이하이며, 재산이 2억원 미만인 가구 구성원
선정기준	지자체 선발기준 점수표
지원내용	1. 1일(8시간 기준) 68,720원(시간당 8,590원) 2. 유급 주휴일 및 연차유급휴가 적용 3. 65세 미만은 1일 8시간 이내, 주40시간 이내 근무 4. 65세 이상은 1일 5시간 이내, 주25시간 이내 근무 5. 1일 간식비 5,000원 이내 별도 지급
신청방법	읍면동 주민센터 방문 신청

구 분	질문	답변
1	1일 4시간, 주 4일 근무 시 월 급여는 얼마일까요? (간식비 포함)	

감염예방

언어능력 Lv 6

아래 내용은 **감염예방**에 관한 것입니다.
○○에 들어갈 내용을 확인 후 빈 칸을 채워 주세요.

올바른 ○○○ 로
감염을 예방하세요!

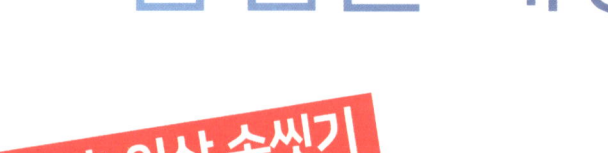
30초 이상 손씻기

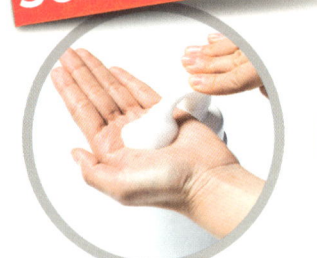
손 세정제를 펌핑합니다

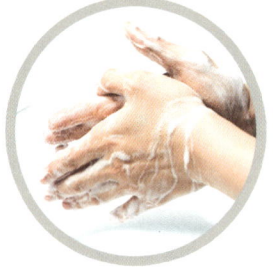
손바닥을 마주대고 문지릅니다.

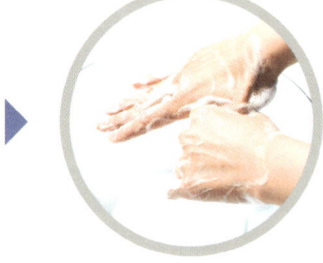
엄지손가락을 손바닥으로 돌려주며 문지릅니다.

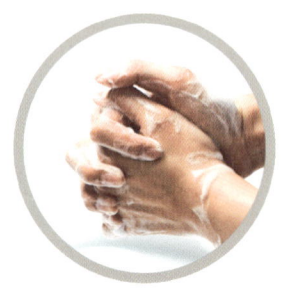
손을 깍지 낀 후 문지릅니다.

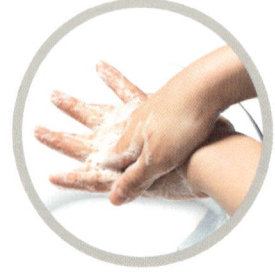
손등위로 깍지 낀 후 문질러 줍니다.

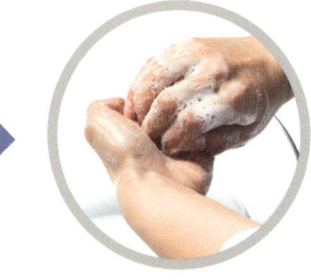
손가락을 손바닥에 놓고 문질러줍니다.

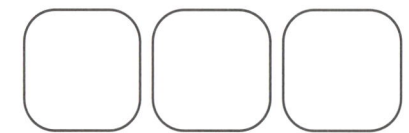

병원 전단지 주의력 Lv 6

아래는 정형외과 이벤트 전단지입니다. 위, 아래 내용 중 다른 것을 찾아 ○ 표시해 주세요.

개원 3주년 맞이 이벤트

01. MRI 검진비 — 28만원

02. 독감예방주사 4만원 → 3만원
대상포진 예방주사 18만원 → 15만원
폐렴구균 예방주사 13만원 → 10만원

02. 인공관절 수술비 — 190만원
신경 성형술 — 120만원

개원 3주년 맞이 이벤트

01. MRI 검진비 — 28만원

02. 독감예방주사 4만원 → 3만원
대상포진 예방주사 18만원 → 15만원
폐렴구균 예방주사 13만원 → 10만원

02. 인공관절 수술비 — 190만원
안면 성형술 — 120만원

숫자 채우기

수행기능
Lv 6

아래 노란색 박스에 1부터 14까지 1씩 **시계반대** 방향으로 숫자가 증가하여 연결되도록 숫자를 채워 주세요.

보기

2	3	4	5
1		7	6

☐☐☐☐년 ☐☐월 ☐☐일 ☐요일 ☀️ ☁️ ☂️ ❄️

19일차

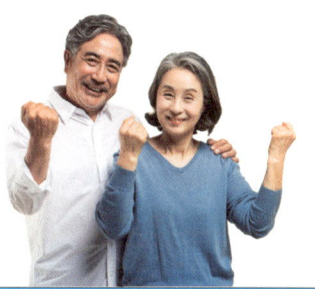

나의 다짐	오늘의 목표, 하고 싶은 일, 계획 등을 적어 주세요.

선생님께 부탁드리는 내용(보호자 작성)

플라스틱 표시

기억력 Lv 6

아래는 플라스틱 재질별 표시입니다.
내용을 확인 후 아래 질문에 답해 주세요.

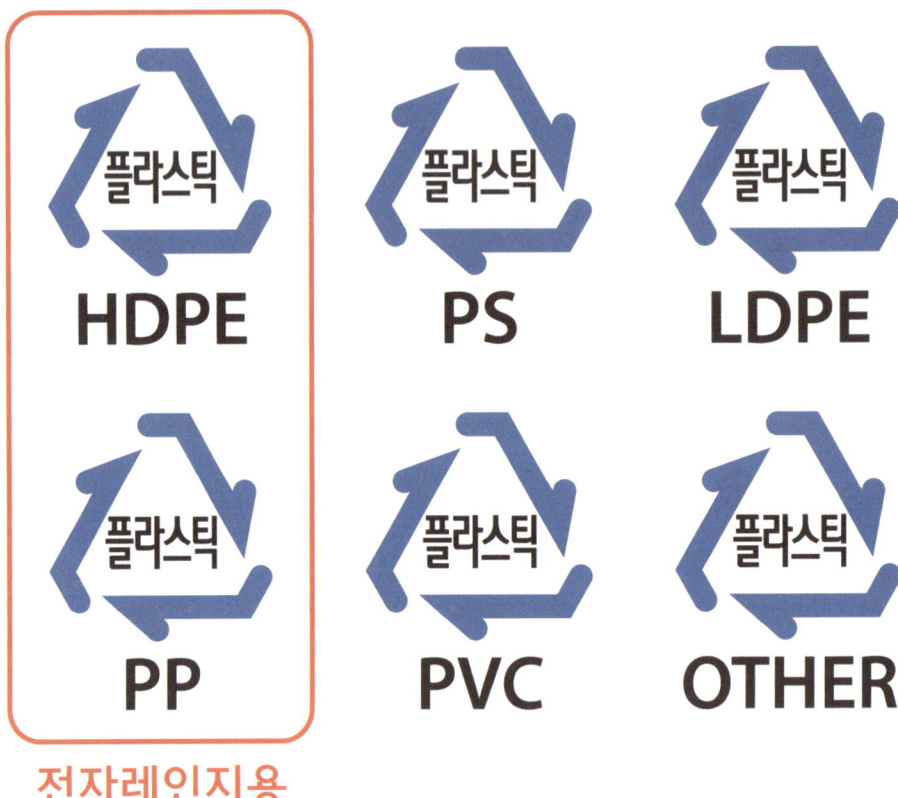

전자레인지용

*20초간 내용을 본 후 위의 내용을 가리고 5초 후 진행해 주세요.

구 분	질문	답변
1	플라스틱 종류 중 전자레인지에 사용할 수 있는 2가지는 무엇인가요?	

화살표 그리기

아래 보기와 같이 화살표를 그려 주세요.

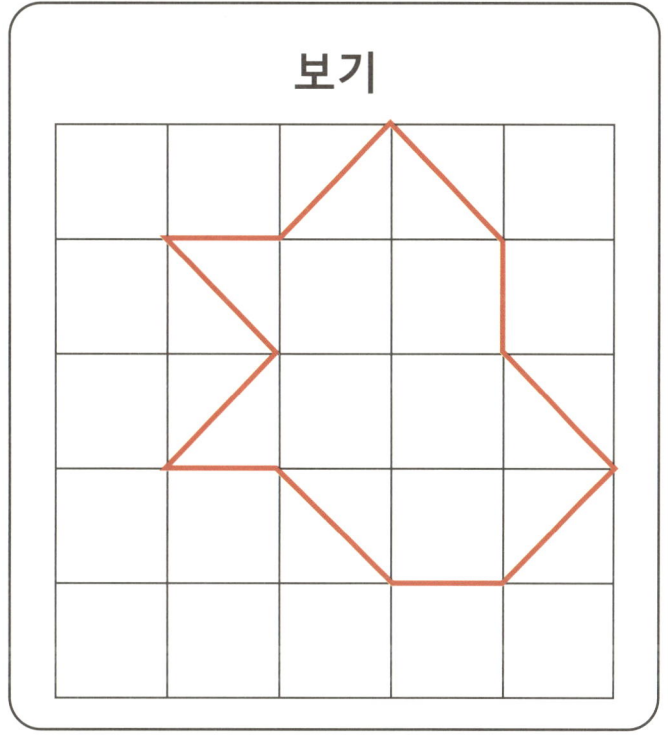

보기

고속버스운행시간표

계산능력 Lv 6

아래 고속버스운행시간표를 보고 질문에 답해 주세요.

요금정보	
등급	요금정보(원)
프리미엄	23,700
우등고속	21,500
일반고속	14,600
심야프리미엄	26,000
심야우등	23,600
심야고속	16,000

시간표		
시간	등급	잔여석
13:00	우등고속	15
14:00	일반고속	2
15:00	프리미엄	23
16:00	우등고속	15
17:00	일반고속	2
18:00	프리미엄	5
19:00	우등고속	25
20:00	일반고속	1
21:00	프리미엄	20
22:00	심야프리미엄	25
23:00	심야우등	30

구분	질문	시간	결제가격
1	18:30에 터미널에 도착했습니다. 5명이 함께 가장 빠르게 출발하려면 몇 시 버스를 타야하며, 결제가격은 얼마인가요?		

식중독 예방

언어능력 Lv 6

다음은 가정 내 식중독 예방 지침입니다. 내용을 확인 후 아래 질문에 답해 주세요.

구분	가정 내 식중독 예방 지침
1	어패류는 수돗물로 세척하고, 중심온도 85℃ 이상에서 1분 이상 가열
2	물은 끓여 먹기
3	구토물 및 주변을 반드시 소독하기
4	화장실에서 용변 또는 구토 후 변기 뚜껑 닫고 물 내리기
5	화장실 문고리, 수도꼭지, 손잡이 등 표면 ☐☐ 하기

구분	질문	답변
1	빈 칸에 들어갈 두 글자 단어는 무엇일까요?	

노로바이러스
급성위장염을 일으키는 바이러스로 전염성이 강하여 10~100개 입자로도 감염됨

틀린 눈금 찾기

주의력 Lv 6

위의 줄자와 다른 눈금을 찾아 아래 줄자에 ○ 표시해 주세요.

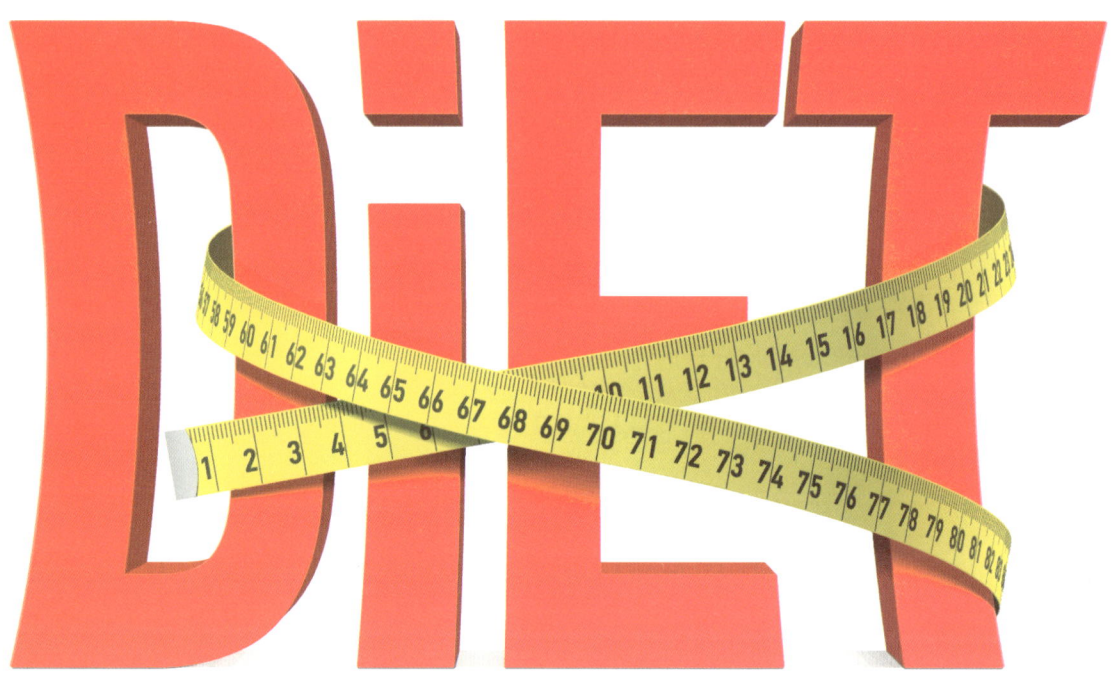

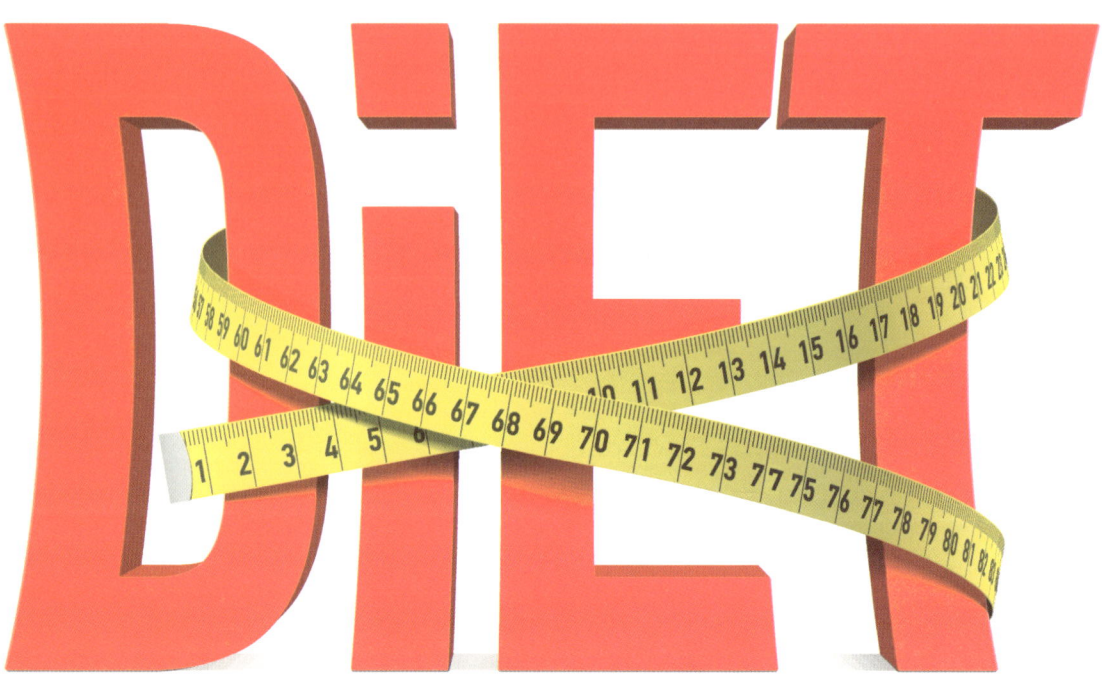

한 붓 그리기

수행기능
Lv 6

아래 도형을 중복되지 않게 한 선으로 그려 주세요.
(시작점은 원, 끝점은 화살표로 표시하고 번호 표시)

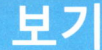

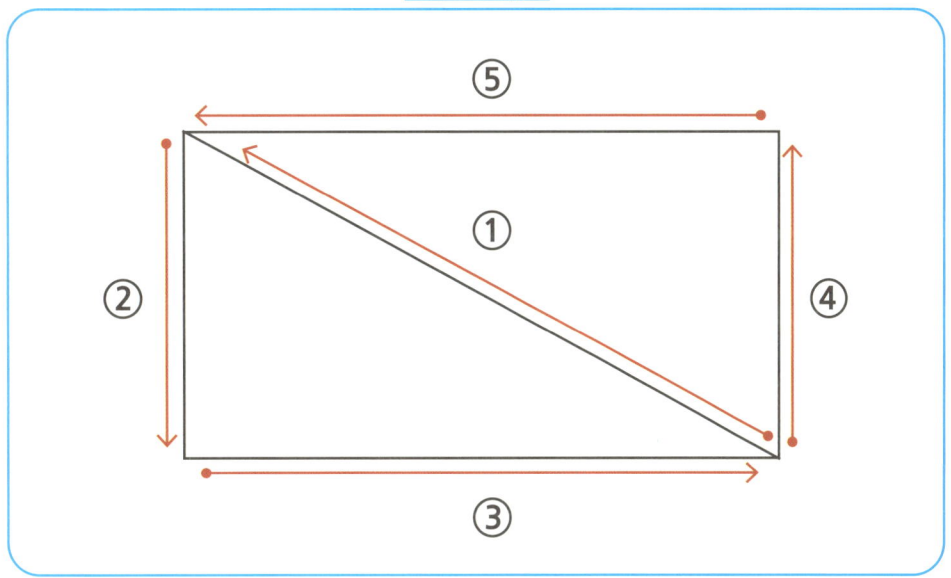

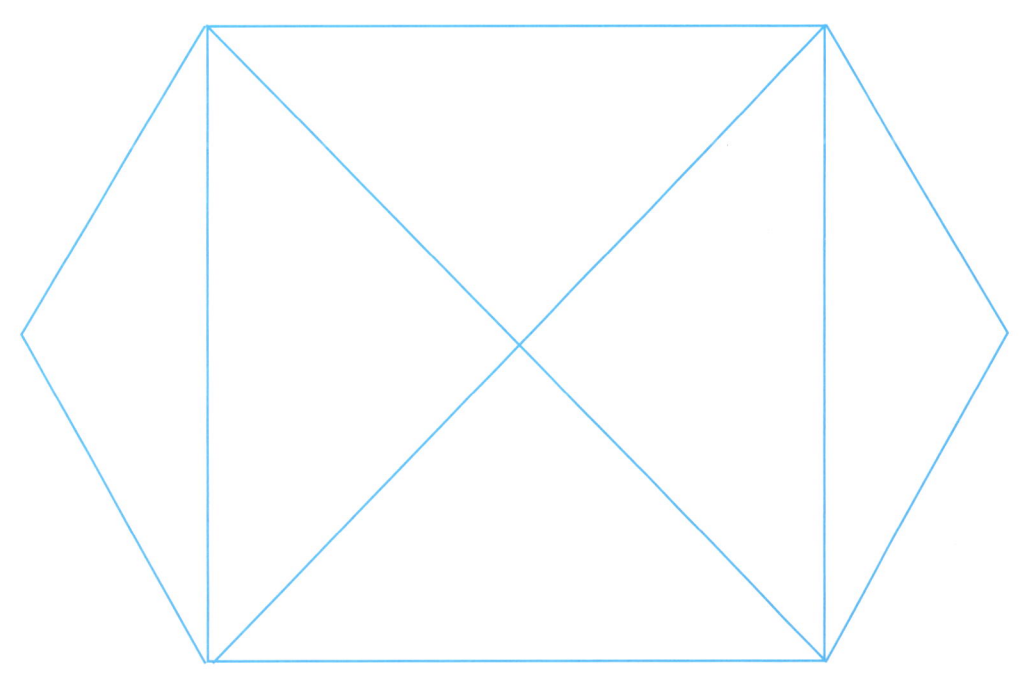

☐☐☐☐년 ☐☐월 ☐☐일 ☐요일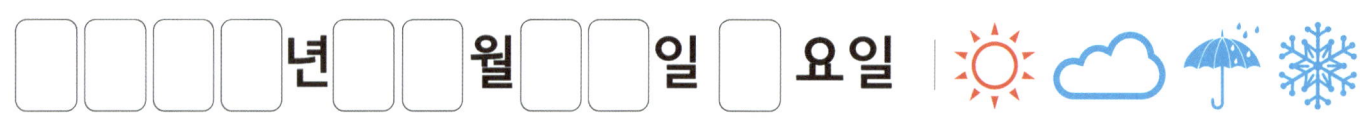

20일차

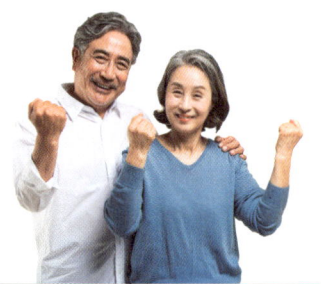

나의 다짐

오늘의 목표, 하고 싶은 일, 계획 등을 적어 주세요.

선생님께 부탁드리는 내용(보호자 작성)

미세먼지 도움 식품　기억력 Lv 6

아래는 미세먼지에 도움이 되는 식품입니다.
내용을 확인하고 아래 질문에 답해 주세요.

구분	도움 성분	효과
배	루테올린	체내 염증 완화
마늘	알리신, 셀레늄	중금속 등의 독소 배출
도라지	사포닌	목 주위 통증 완화
미나리	비타민, 무기질	중금속 등의 독소 배출
블루베리	베타카로틴, 설포라판	체내 염증 완화 폐에 붙은 유해물질 제거

*20초간 내용을 본 후 위의 내용을 가리고 5초 후 진행해 주세요.

구분	질문	답변
1	미세먼지로 인한 체내 염증을 완화시켜주는 식품 2가지는 무엇인가요?	

약도 그리기

시공간능력 Lv 6

위의 약도와 똑같이 아래에 그려 주세요.

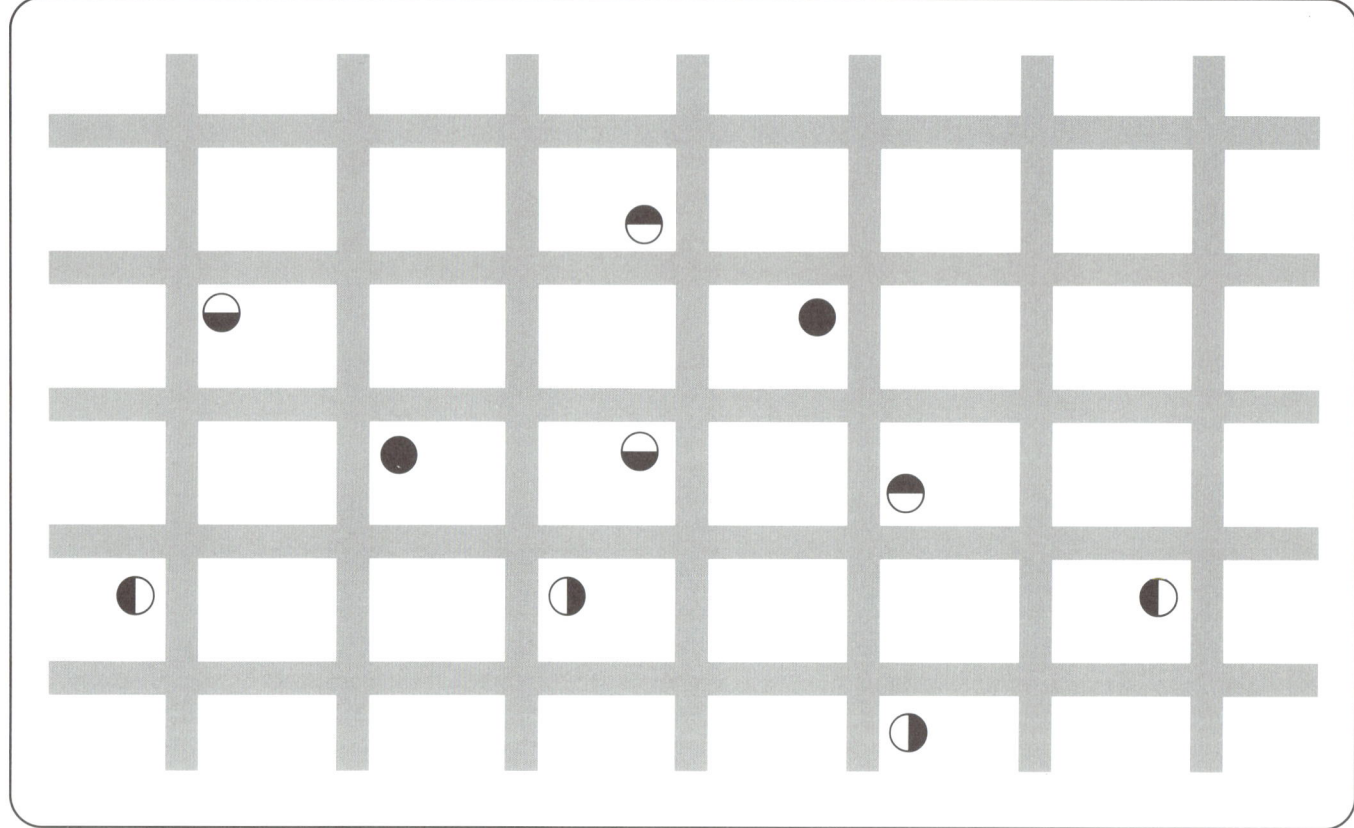

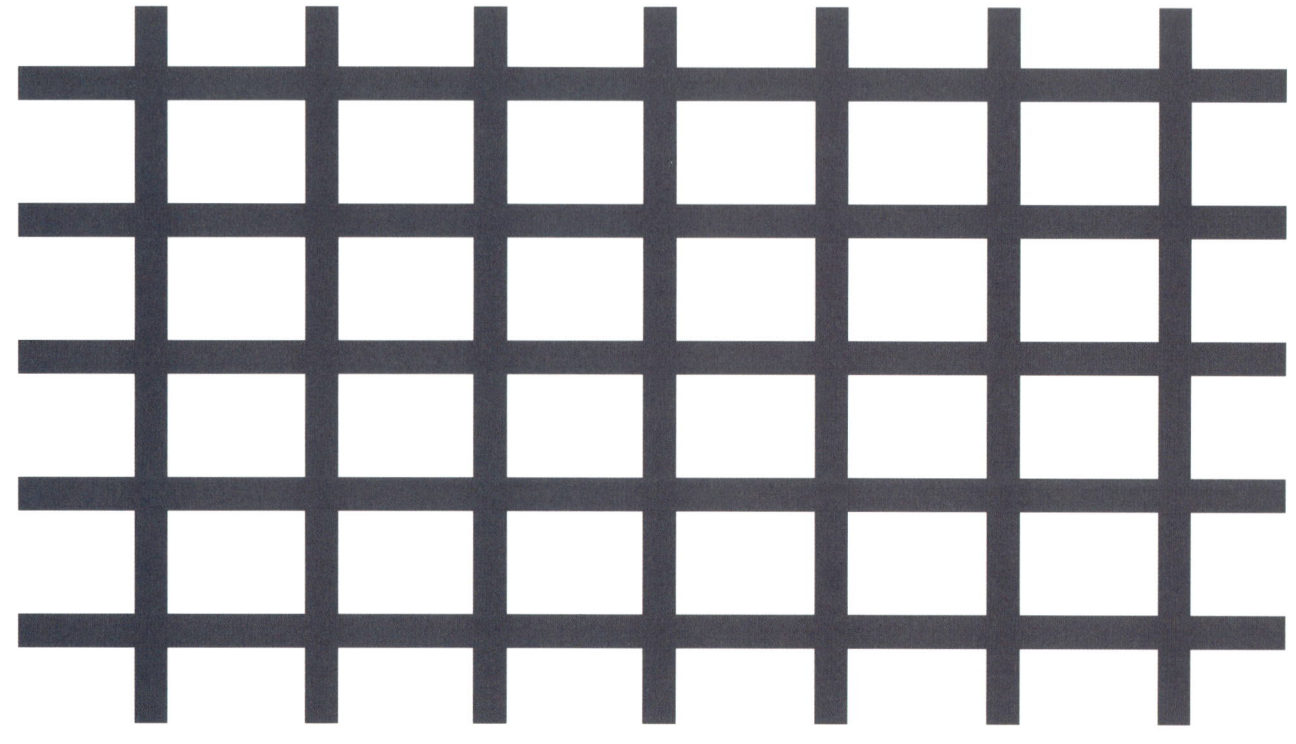

경주 여행 경비

계산능력 Lv 6

아래는 2박3일 경주 여행경비 계획입니다.
아래 질문에 답해 주세요.

3인 2박 3일 여행경비		
구분	여행경비(원)	비고
철도 승차권	360,000	
숙박	430,000	
식비		6끼 기준
차량 렌트	300,000	
입장료	200,000	
계	1,830,000	

구분	질문	결제가격
1	인당 평균 한끼 식비는 얼마인가요?	

속담 완성

언어능력 Lv 6

아래 내용은 자주 사용하는 속담입니다.
보기를 보고 아래 빈 칸을 채워 주세요.

1. 땅 짚고 ☐☐ 치기.

2. 듣기 좋은 ☐☐☐ 도 늘 들으면 싫다.

3. ☐☐☐ 도 두들겨 보고 건너라.

보기

도끼, 오리, 코풀기, 달걀, 도둑, 헤엄, 도랑, 기른정, 이야기
낮말, 밤말, 돌다리, 고양이, 이승, 개똥, 주인, 채찍질, 토끼

연하식품 조리

주의력 Lv 6

아래는 **연어청경채죽** 조리방법입니다. 위의 조리순서와 비교하여 다른 것을 찾아 아래에 ○ 표시해 주세요.

연어살 60g, 청경채 30g, 물 420cc, 불린쌀 70g, 소금 1g		
1		연어는 살이 무르도록 찐 다음 잘게 부순다.
2		청경채는 잎 부분을 끓는 물에 데쳐 잘게 부순다.
3		쌀은 불린 후 물을 넣어 믹서로 간다.
4		3을 끓이면서 충분히 퍼지면 연어살과 청경채를 넣어 끓인다.
5		4를 믹서에 곱게 갈아 한 번 더 끓이면서 소금으로 간을 맞춘다.
6		완성된 음식은 물로 농도를 조절한다.

연어살 60g, 청경채 30g, 물 420cc, 불린쌀 70g, 소금 1g		
1		연어는 살이 무르도록 찐 다음 잘게 부순다.
2		청경채는 잎 부분을 끓는 물에 데쳐 잘게 부순다.
3		쌀은 불린 후 물을 넣어 믹서로 간다.
4		3을 끓이면서 충분히 퍼지면 연어살과 시금치를 넣어 끓인다.
5		4를 믹서에 곱게 갈아 한 번 더 끓이면서 소금으로 간을 맞춘다.
6		완성된 음식은 물로 농도를 조절한다.

열량 소모량

수행기능 Lv 6

아래 음식을 먹었을 때 열량을 소모하기 위한 운동계획표를 만들어 주세요.

음식명	기준	열량(kcal)
수정과	1컵	267
식혜	1캔	238
설렁탕	1인분	460
된장찌게	1인분	128
김치찌게	1인분	87
제육볶음	1인분	690

운동 종류 (30분)	열량 소모량(kcal)
빠르게 걷기	152
배드민턴	173
등산	196
줄넘기	228
축구	270
피구	120

구분	섭취한 음식	운동종류	시간	소모열량
1	제육볶음, 된장찌게, 수정과를 먹었을 때 열량을 다 소모하려면 어떤 운동을 얼마나 해야 할까요? (30분 단위 실시)	등산	120분	
		빠르게 걷기		

주간활동점검 평가 Lv 6

이번 주 주요활동에 대해 간단히 적어 주세요.

구분		월			화			수			목			금		
공부하기	인지활동 (학습지,독서, 일기쓰기)															
걷기 움직이기	설거지,빨래, 청소,운동															
규칙적인 식사	하루 3번 식사	아침	점심	저녁	아침	점심	저녁	아침	점심	저녁	아침	점심	저녁	아침	점심	저녁
규칙적인 투약	하루 3번 약 복용	아침	점심	저녁	아침	점심	저녁	아침	점심	저녁	아침	점심	저녁	아침	점심	저녁
개인위생	양치질, 씻기, 옷 갈아입기															
대화	말하기, 듣기, 감사표현															
사회활동	모임, 병원, 약국, 장보기, 은행 등 사회활동															
기억력	자주 쓰는 물건에 대한 기억															
기분상태	전반적인 기분 상태															

* 쓰기가 어려울 경우 ○,△,✖로 표시해 주세요.

정답 및 해설 — 1일차

7P. 응급안전알림서비스(기억력)

[정답] 화재·가스 감지센서

정답 갯수	배점	비고
1개	5점	

8P. 선 그림 만들기(시공간능력)

[정답] 2개 모두 똑같이 그리면 정답

정답 갯수	배점	비고
2개 모두 똑같이 그림	5점	
1개만 똑같이 그림	3점	

9P. 입출금 하기(계산능력)

[정답] 계좌번호, 금액(145,000원), 예금주, 은행명, 보내는사람 성명, 보내는사람 전화번호 중 5개 이상 맞으면 정답

정답 갯수	배점	비고
5개	5점	
4개	4점	
3개	3점	
2개	2점	
1개	1점	

정답 및 해설

1일차

10P. 생활안전(언어능력)

[정답] 두 번째 선택, 감전주의

정답 갯수	배점	비고
1개	5점	감전위험도 정답처리

11P. 매일 견과류(주의력)

[정답] 구운피칸 10% ⋯▶ 11%로 변경

정답 갯수	배점	비고
1개	5점	

12P. 지하철 이용(수행기능)

[정답]
출발역 : 신촌/ 환승역 : 홍대입구/ 도착역 : 김포공항

정답 갯수	배점	비고
3개	5점	
2개	3점	
1개	1점	

정답 및 해설　　　　　2일차

14P. 에너지바우처(기억력)

[정답] 한부모가족

정답 갯수	배점	비고
1개	5점	

15P. 길 찾기(시공간능력)

[정답] 모두 똑같이 그리면 정답

정답 갯수	배점	비고
모두 똑같이 그림	5점	

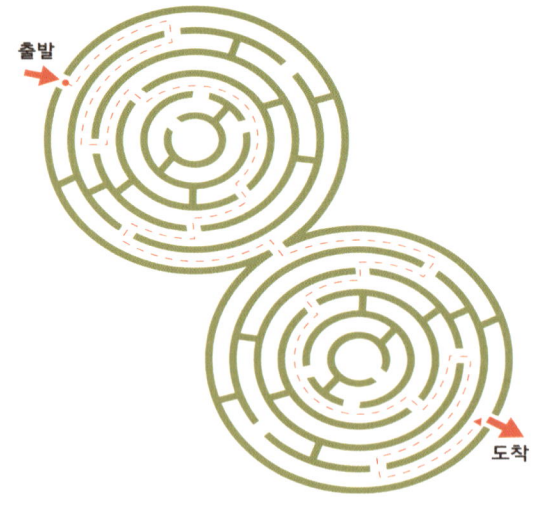

16P. 근로장려금(계산능력)

[정답] 234만원

근로장려금=150-(1120-900)×150/1100=120만원

정답 갯수	배점	비고
1개	5점	

정답 및 해설   2일차

17P. 다른 종류 찾기(언어능력)

[정답]
종류가 다른 것의 이름 : 배추(잎줄기 채소)

정답 갯수	배점	비고
1개	5점	

18P. 같은 음식 찾기(주의력)

[정답] 5번

정답 갯수	배점	비고
1개	5점	

19P. 도로교통표지 찾기(수행기능)

[정답]
'노인보호'의 갯수 = 5
'자전거통행금지'의 갯수 = 4
합 = 9

정답 갯수	배점	비고
3개	5점	
2개	3점	
1개	1점	

정답 및 해설

3일차

21P. 쭈꾸미 연포탕(기억력)

[정답] 불포화지방산

정답 갯수	배점	비고
1개	5점	

22P. 그림 퍼즐(시공간능력)

[정답] 3개 모두 정확하면 정답

정답 갯수	배점	비고
3개	5점	
2개	3점	
1개	1점	

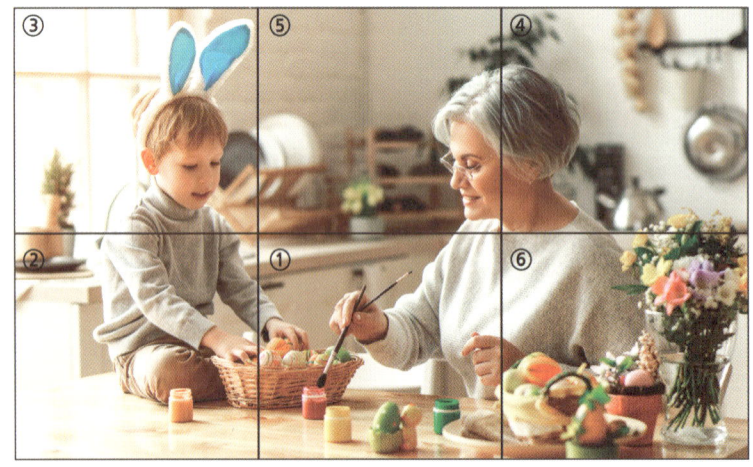

23P. 식재료 구매(계산능력)

[정답] 4,410원

정답 갯수	배점	비고
1개	5점	

정답 및 해설

3일차

24P. 단어 퍼즐(언어능력)

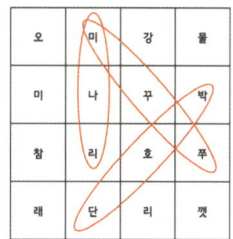

[정답]
미나리, 쭈꾸미, 단호박

정답 갯수	배점	비고
3개 이상	5점	
2개	3점	
1개	1점	

25P. 틀린 그림 찾기(주의력)

[정답] 아래 그림 참조

정답 갯수	배점	비고
5개 이상	5점	
4개	4점	
3개	3점	
2개	2점	
1개	1점	

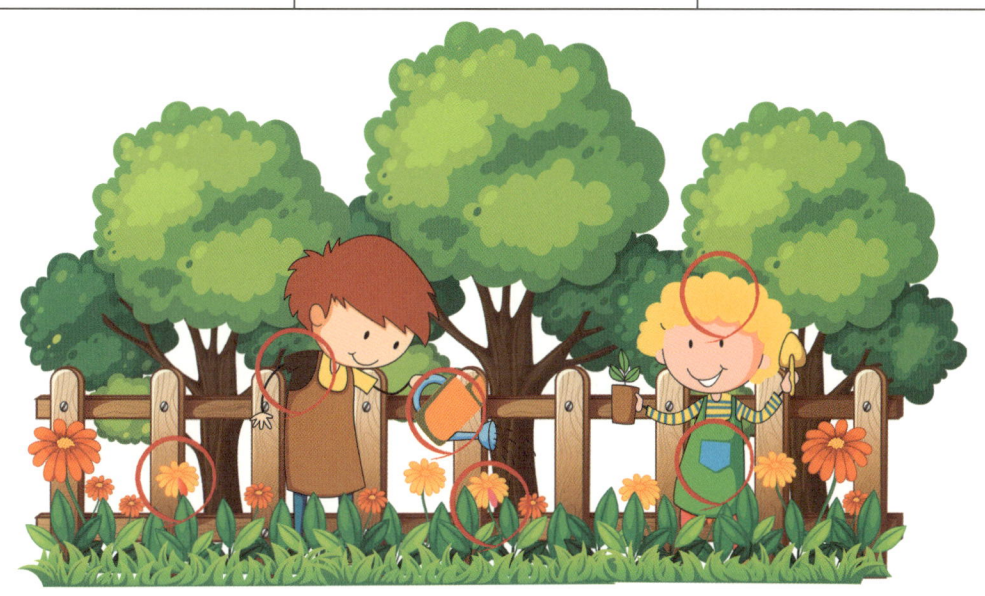

정답 및 해설   3일차

26P. 사회적 거리두기(수행기능)

[정답] 6번. 음식을 가지러 이동 시 마스크 착용

정답 갯수	배점	비고
1개	5점	

정답 및 해설

4일차

28P. 제철음식(기억력)

[정답] 쭈꾸미

정답 갯수	배점	비고
1개	5점	

29P. 막대 회전하기(시공간능력)

[정답] 모두 정확히 그리면 정답

정답 갯수	배점	비고
정확히 그리면 정답	5점	

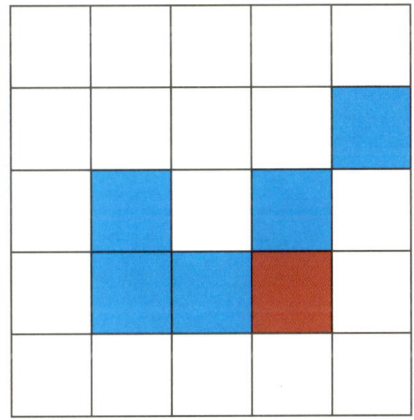

30P. 여수 문화 관광(계산능력)

[정답] 140,400원
68세 2명 : 무료
40대 5명×18,000+40대 여수시민 1명×18,000×0.8+어린이3명×12,000=140,400원

정답 갯수	배점	비고
1개	5점	

정답 및 해설　　　　　　　4일차

31P. 뇌졸증 전조증상(언어능력)

[정답]

정답 갯수	배점
3개 이상	5점
2개	3점
1개	1점

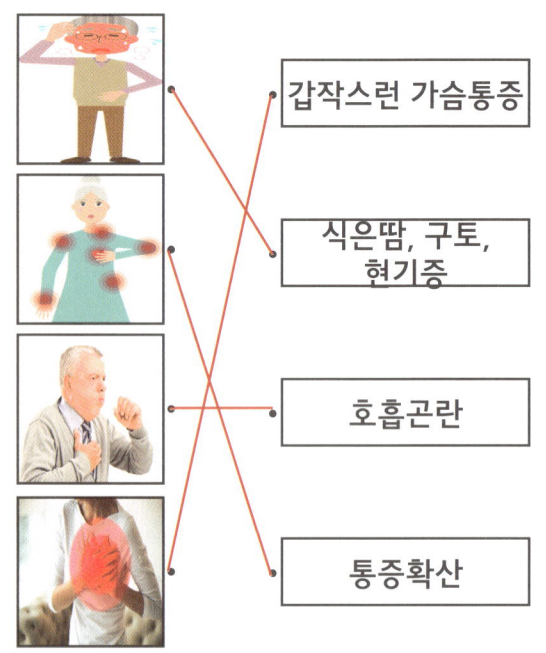

32P. 길만들기(주의력)

[정답] 모두 정확히 그리면 정답

정답 갯수	배점	비고
정확히 그리면 정답	5점	

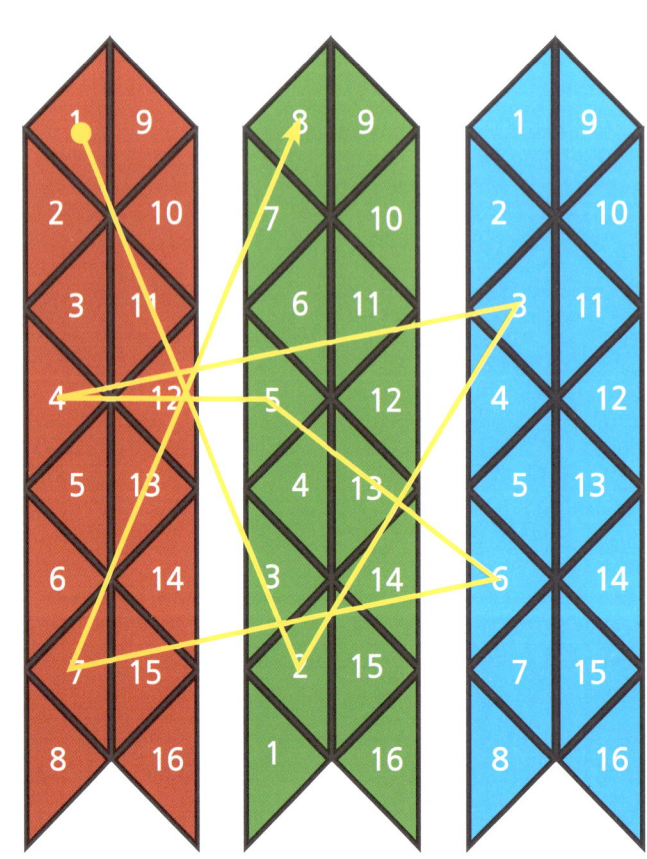

158

정답 및 해설

4일차

33P. 단어 찾기(수행기능)

[정답]
'쑥'의 갯수 = 6
'달래'의 갯수 = 6
합 = 12

정답 갯수	배점	비고
3개	5점	
2개	3점	
1개	1점	

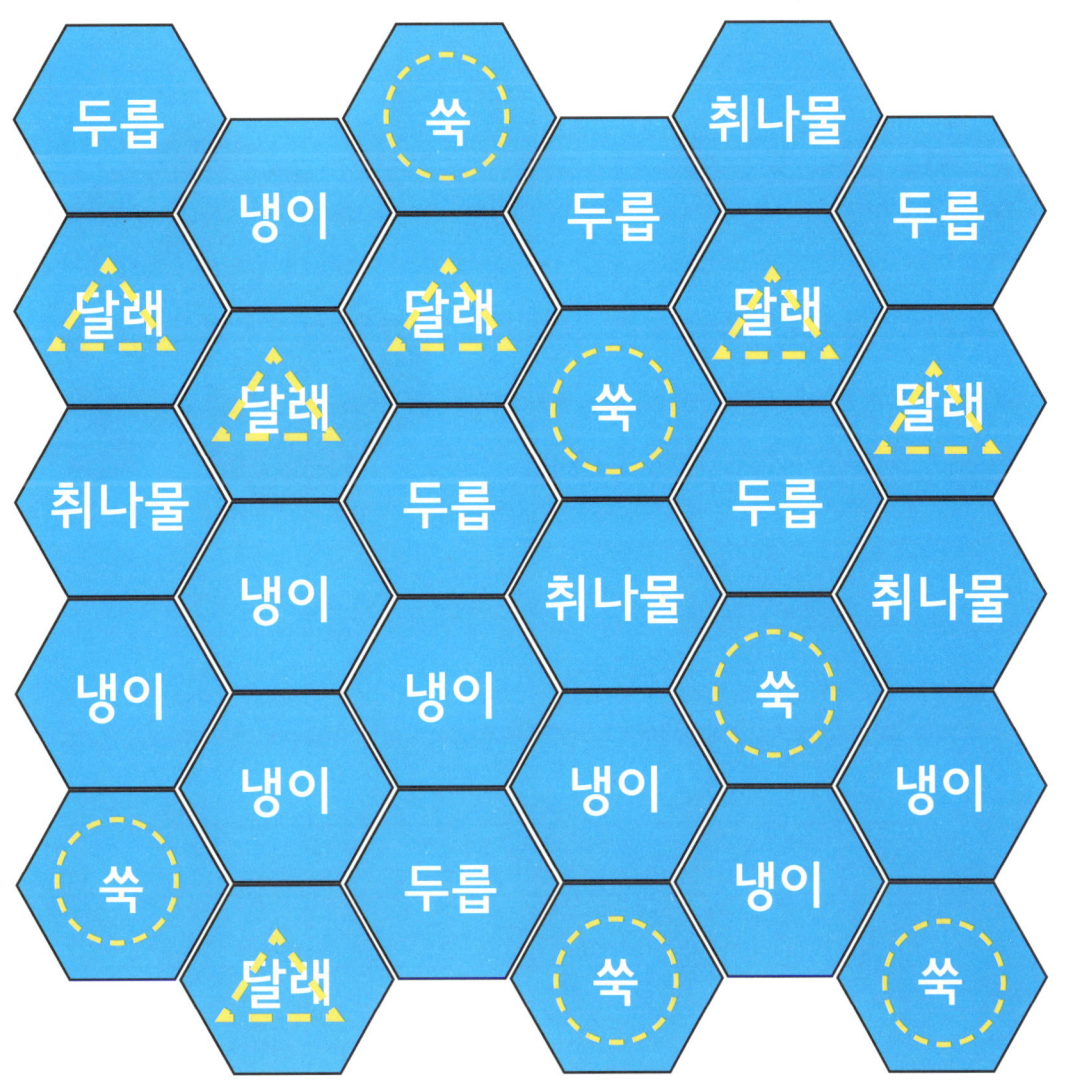

정답 및 해설　　　　5일차

35P. 복약 지도(기억력)

[정답] 1일 3회 투여

정답 갯수	배점	비고
1개	5점	

36P. 박스 갯수 맞추기 (시공간능력)

[정답] 11개

정답 갯수	배점	비고
1개	5점	

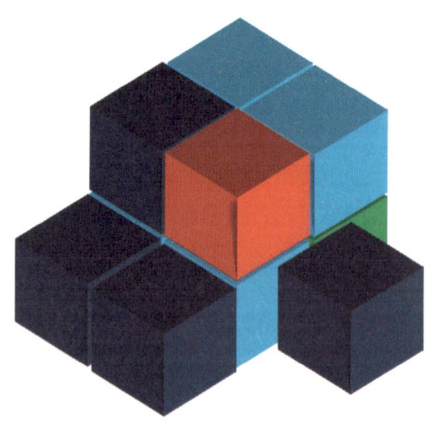

37P. 두부 전문점(계산능력)

[정답] 8,530 + 10,550 + 15,470 = 34,550원
1,000원 지폐 : 34장/ 100원 동전 : 5개/ 10원 동전 : 5개

정답 갯수	배점	비고
3개	5점	
2개	3점	
1개	1점	

정답 및 해설

5일차

38P. 낱말퍼즐(언어능력)

[정답]
가로 : ① 고등어 ② 토마토 ③ 일기/ **세로** : ① 고구마 ② **토요일**

정답 갯수	배점	비고
3개 이상	5점	
2개	3점	
1개	1점	

39P. 숫자 규칙 칠하기(주의력)

[정답] 모두 정확히 그리면 정답

정답 갯수	배점	비고
정확히 그리면 정답	5점	

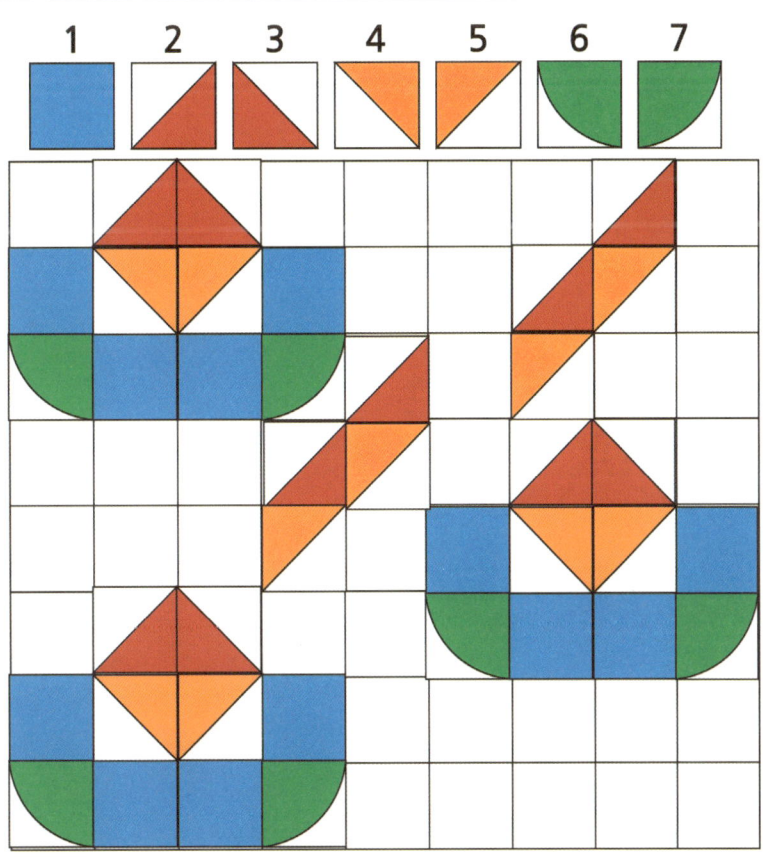

정답 및 해설　　　　　　　　5일차

40P. 십자 암호 풀이(수행기능)

[정답] 고래

정답 갯수	배점	비고
1개	5점	

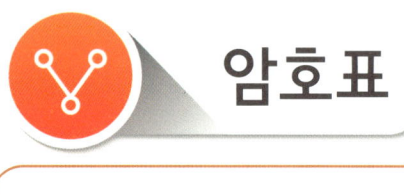
암호표

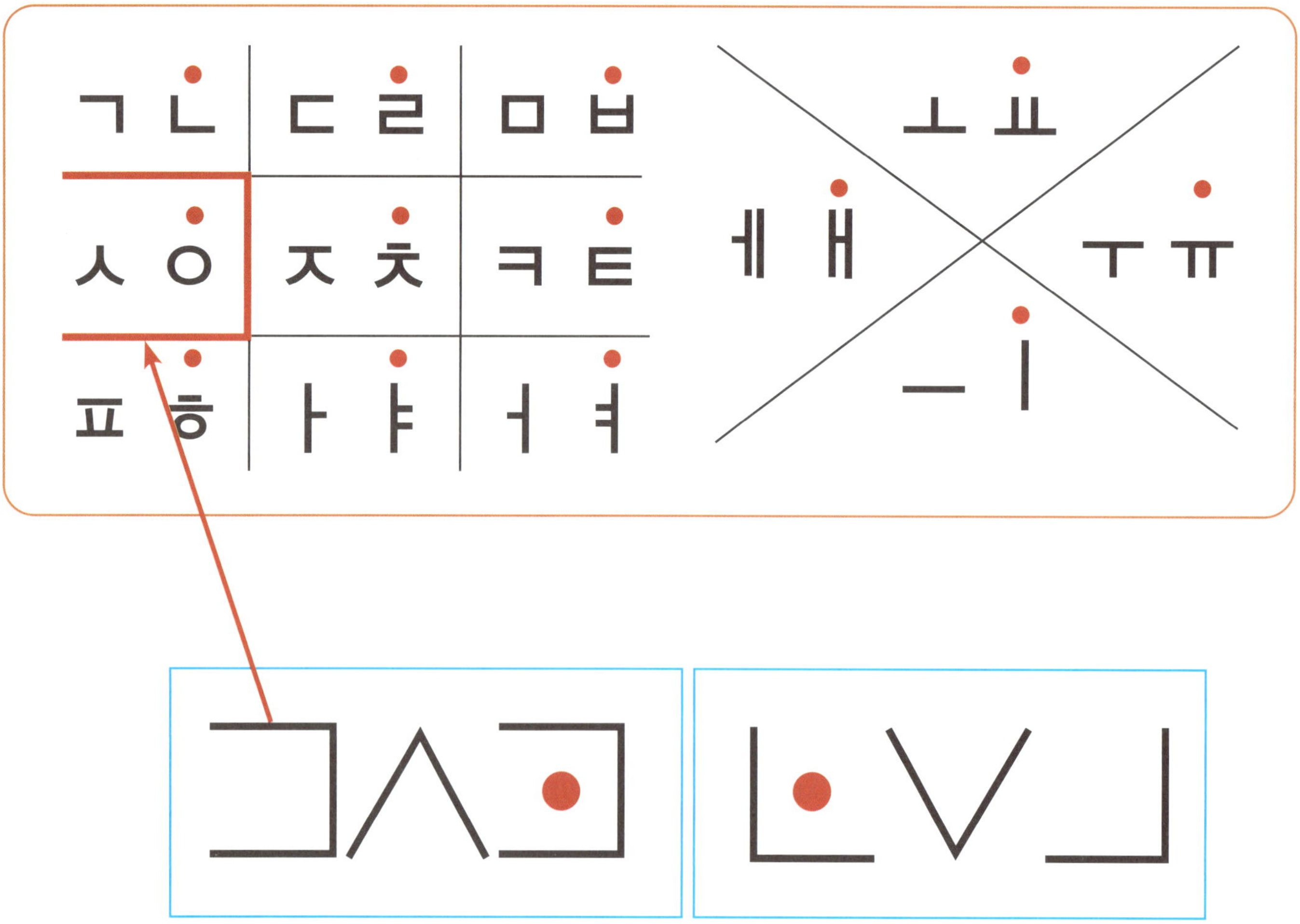

※ 해당 부분에 있는 것(ㅅ, ㅇ) 중에 빨간점이 없는 것은 'ㅅ' 입니다.

정답 및 해설　　　　　6일차

43P. 비상 전화번호(기억력)

[정답] 1544-4500

정답 갯수	배점	비고
1개	5점	

44P. 같은 넓이 찾기 (시공간능력)

[정답] ② **(넓이가 24칸 입니다.)**

정답 갯수	배점	비고
1개	5점	

45P. 디지털 숫자 만들기(계산능력)

[정답] 24

정답 갯수	배점	비고
1개	5점	

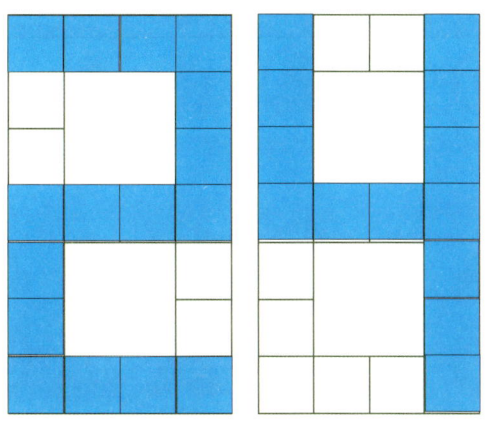

정답 및 해설　　　　6일차

46P. 다양한 직업(언어능력)

[정답]
① 간호사 ② 경비원 ③ 군인 ④ 제빵사

정답 갯수	배점	비고
3개 이상	5점	
2개	3점	
1개	1점	

47P. 다른 조합 찾기(주의력)

[정답] ④

정답 갯수	배점	비고
1개	5점	

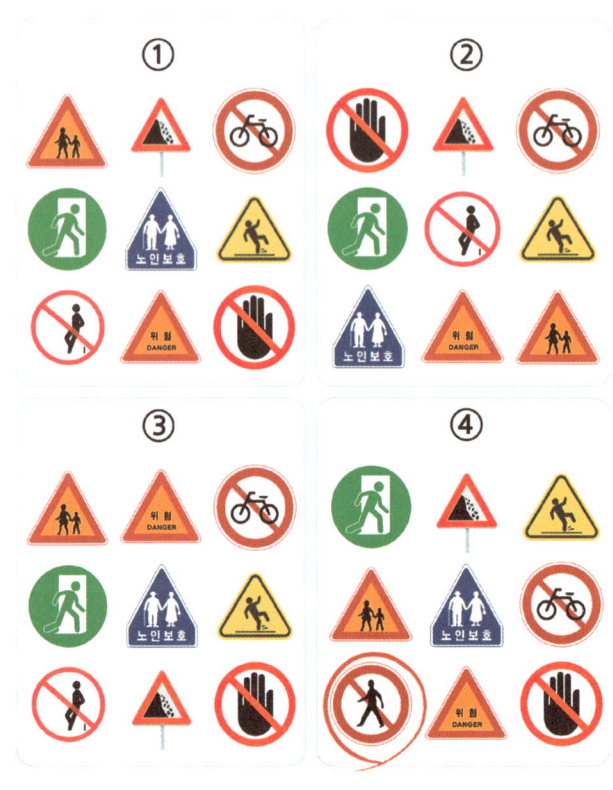

정답 및 해설 — 6일차

48P. 속담 찾기(수행기능)

[정답]
개똥도 약에 쓰려면 없다.

정답 갯수	배점	비고
1개	5점	

정답 및 해설　　　7일차

50P. 뇌 건강 식품(기억력)

[정답] 브로콜리

정답 갯수	배점	비고
1개	5점	

51P. 키보드 연습 (시공간능력)

[정답] 순서대로 모두 연결하면 정답

정답 갯수	배점	비고
1개	5점	

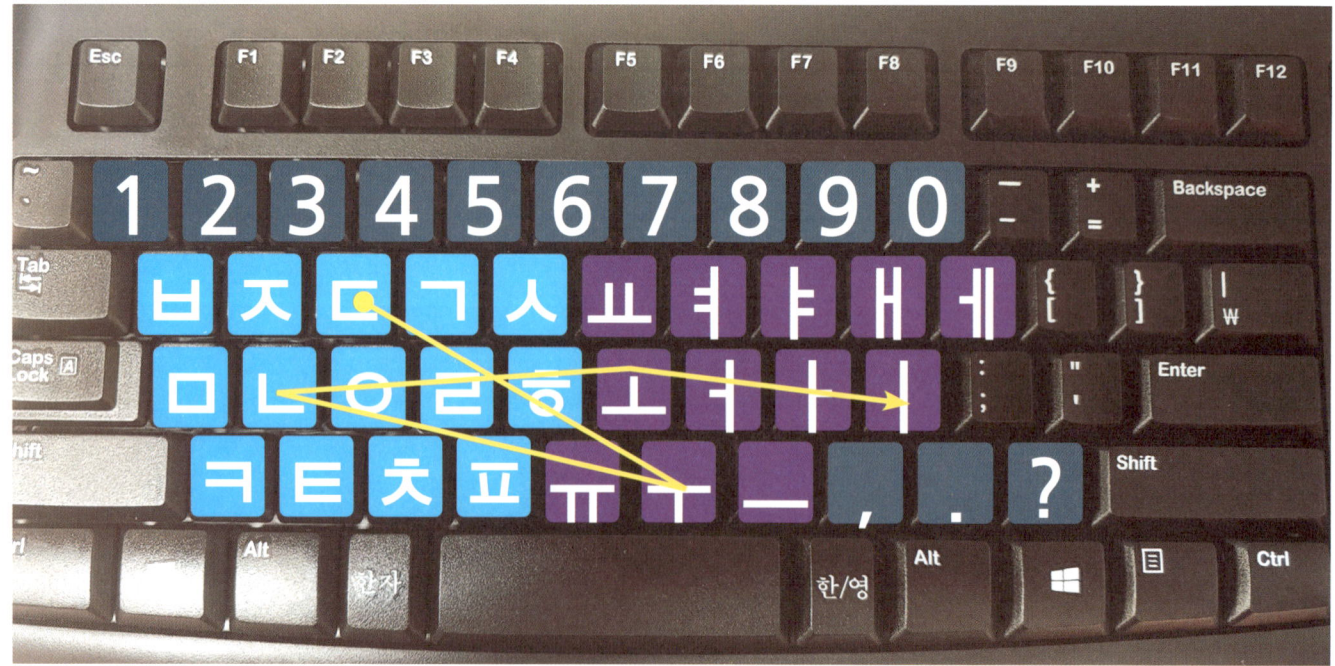

52P. 버스 정류소(계산능력)

[정답] 17:21

정답 갯수	배점	비고
1개	5점	

정답 및 해설　　　　　　　　7일차

53P. 짝단어(언어능력)

[정답]
① 꿀벌(또는 벌) ② 벌꿀(또는 꿀)

정답 갯수	배점	비고
2개	5점	
1개	3점	

54P. 숨은 그림 찾기(주의력)

[정답] **3개를 찾으면 정답**

정답 갯수	배점	비고
3개	5점	
2개	3점	
1개	1점	

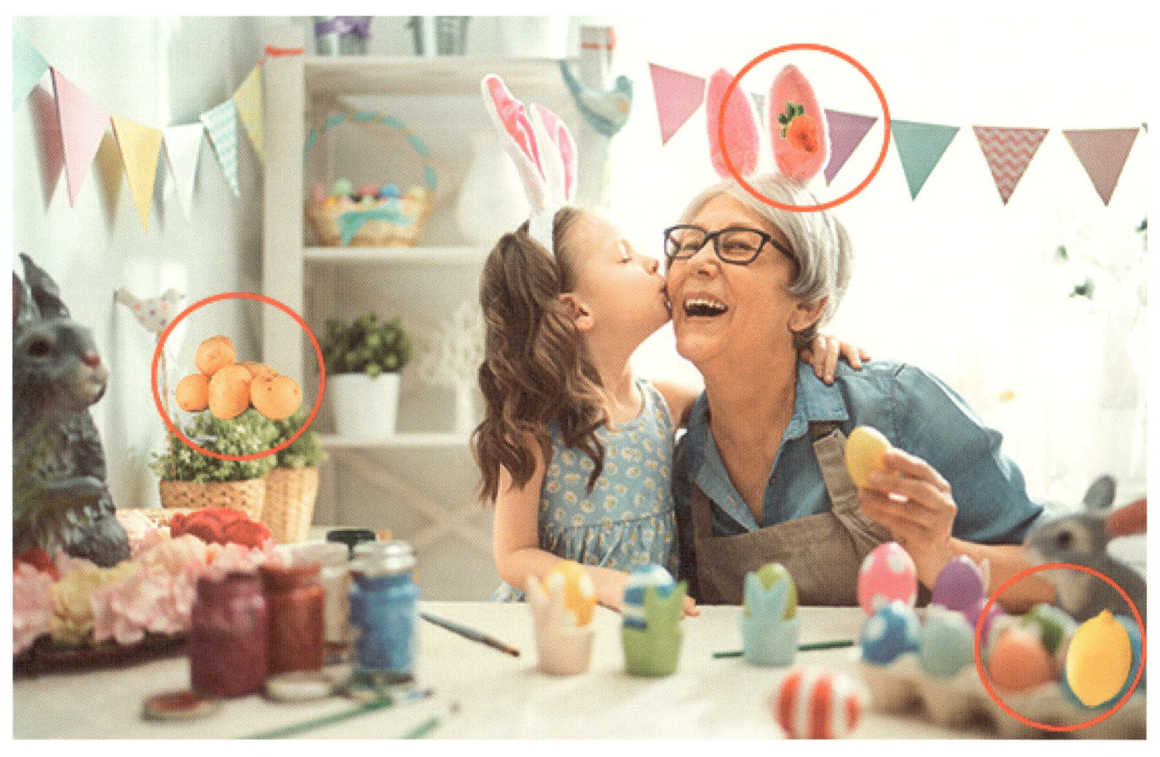

167

정답 및 해설

7일차

55P. 여행 일정(수행기능)

[정답] 여수엑스포역⋯여수민속⋯아쿠아⋯스카이⋯빅오쇼 : 8시간40분

정답 갯수	배점	비고
1개	5점	

※ 빅오쇼 - 현재시간 = 8시간50분

1. 여수엑스포역⋯아쿠아⋯스카이⋯빅오쇼 : 6시간20분
2. 여수엑스포역⋯여수민속⋯아쿠아⋯스카이⋯빅오쇼 : 8시간40분
3. 여수엑스포역⋯해양⋯민속⋯아쿠아⋯스카이⋯빅오쇼 : 12시간10분
4. 여수엑스포역⋯해양⋯민속⋯아쿠아⋯빅오쇼 : 10시간40분
5. 여수엑스포역⋯민속⋯해양⋯빅오쇼 : 7시간30분

정답 및 해설

8일차

57P. 뇌 기능 활성화(기억력)

[정답] 9가지 중 3가지 이상 작성하면 정답

정답 갯수	배점	비고
3개 이상	5점	
2개	3점	
1개	1점	

58P. 막대 분리 (시공간능력)

[정답] **모두 똑같이 색칠하면 정답**

정답 갯수	배점	비고
1개	5점	

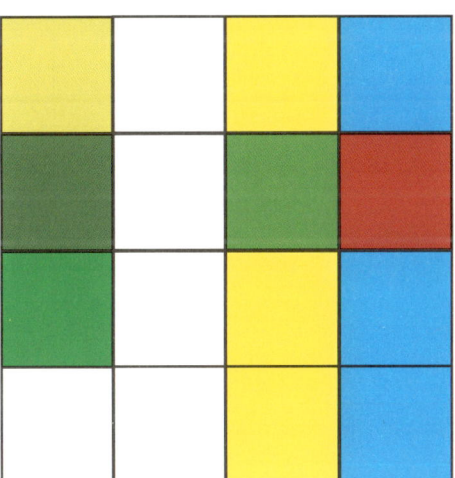

59P. 열량 소모량(계산능력)

[정답] 총 661kcal 섭취/
줄넘기 1시간 30분/ 672kcal

정답 갯수	배점	비고
2개	5점	
1개	3점	

169

정답 및 해설　　　　8일차

60P. 상황 대처(언어능력)

[정답]
① 링크를 클릭하지 말고 반드시 통화로 확인
② 스미싱 의심 문자를 받으면 24시간 무료 상담센터(118번)에 문의
③ 금전적 피해가 발생하면 112 또는 1332에 신고

정답 갯수	배점	비고
3개 이상	5점	순서 일치
2개	3점	순서 일치
1개	1점	

61P. 갯수가 다른 것 찾기(주의력)

[정답] 가장 많은 것(감자) 8개 + 가장 적은 것(무) 4개 = 12

정답 갯수	배점	비고
3개	5점	
2개	3점	
1개	1점	

정답 및 해설

8일차

62P. 도형 채우기(수행기능)

[정답] 녹색 2개, 파란색 0개, 빨간색 2개

정답 갯수	배점	비고
3개	5점	
2개	3점	
1개	1점	

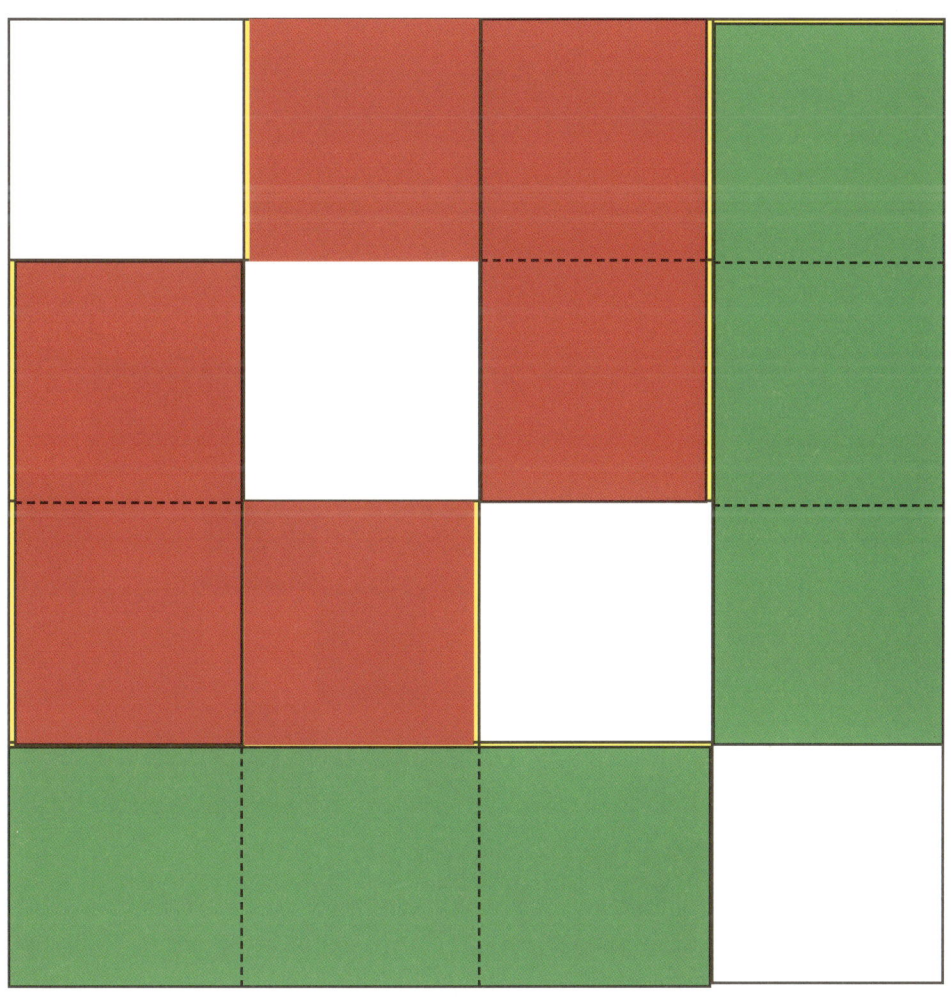

정답 및 해설　　　　　9일차

64P. 저작 및 연하곤란(기억력)

[정답] 10개 중 3개 이상 작성하면 정답

정답 갯수	배점	비고
3개 이상	5점	
2개	3점	
1개	1점	

65P. 거울에 반사하기 (시공간능력)

[정답] **모두 똑같이 색칠하면 정답**

정답 갯수	배점	비고
1개	5점	

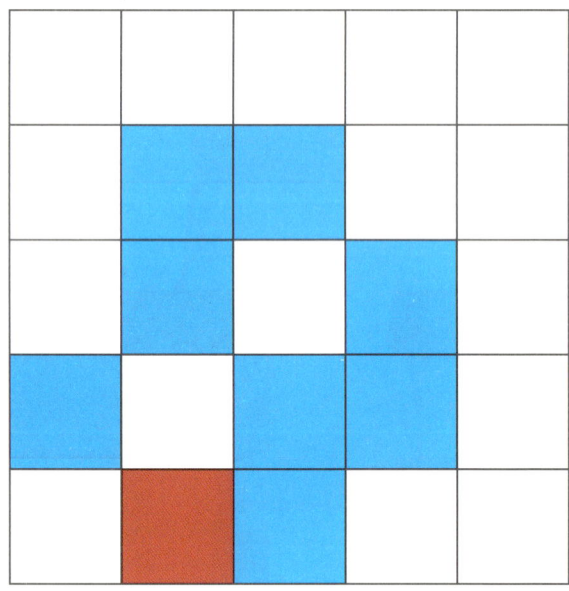

66P. 열차운행시간표(계산능력)

[정답] 열차번호 : 제1123열차/ 소요시간 : 2시간20분

정답 갯수	배점	비고
2개	5점	
1개	3점	

정답 및 해설

9일차

67P. 암호 만들기(언어능력)

[정답] 둘다 모두 정확하면 정답

정답 갯수	배점	비고
2개	5점	순서 일치
1개	3점	순서 일치

시 7 0
금 1 14 5
치 10 0

68P. 같은 방향 표시 찾기(주의력)

[정답] 아래 그림 참조

정답 갯수	배점	비고
1개	5점	

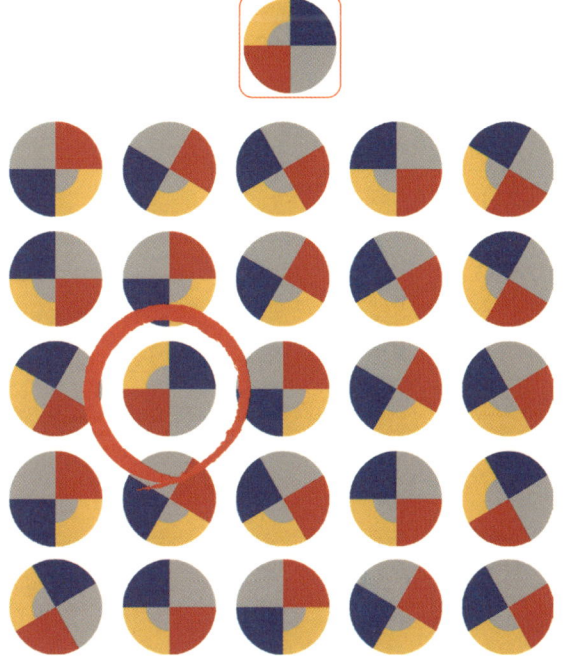

정답 및 해설

9일차

69P. 삼각형 만들기(수행기능)

[정답] 아래 그림과 같거나 삼각형 6개가 만들어지면 정답

정답 갯수	배점	비고
1개	5점	

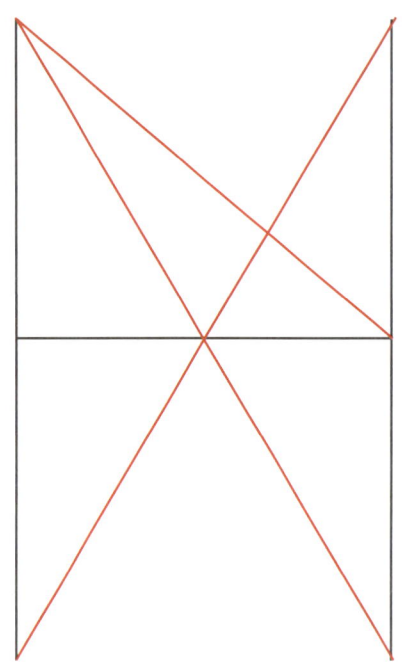

정답 및 해설

10일차

71P. 치매 예방(기억력)

[정답] 인지기능 활성화

정답 갯수	배점	비고
1개	5점	

72P. 막대 숫자 암호 (시공간능력)

[정답] **39350**

정답 갯수	배점	비고
1개	5점	

73P. 가장 큰 수와 가장 작은 수(계산능력)

[정답]

가장 큰 수 = 865
가장 작은 수 = 456
865-456=409

정답 갯수	배점	비고
3개	5점	
2개	3점	
1개	1점	

정답 및 해설   10일차

74P. 끝말 잇기(언어능력)

[정답]
나비 - 비행기 - 기차

정답 갯수	배점	비고
3개	5점	순서 일치
2개	3점	순서 일치

75P. 같은 모양 벌집 찾기(주의력)

[정답] **색의 위치가 같으면 정답**

정답 갯수	배점	비고
1개	5점	

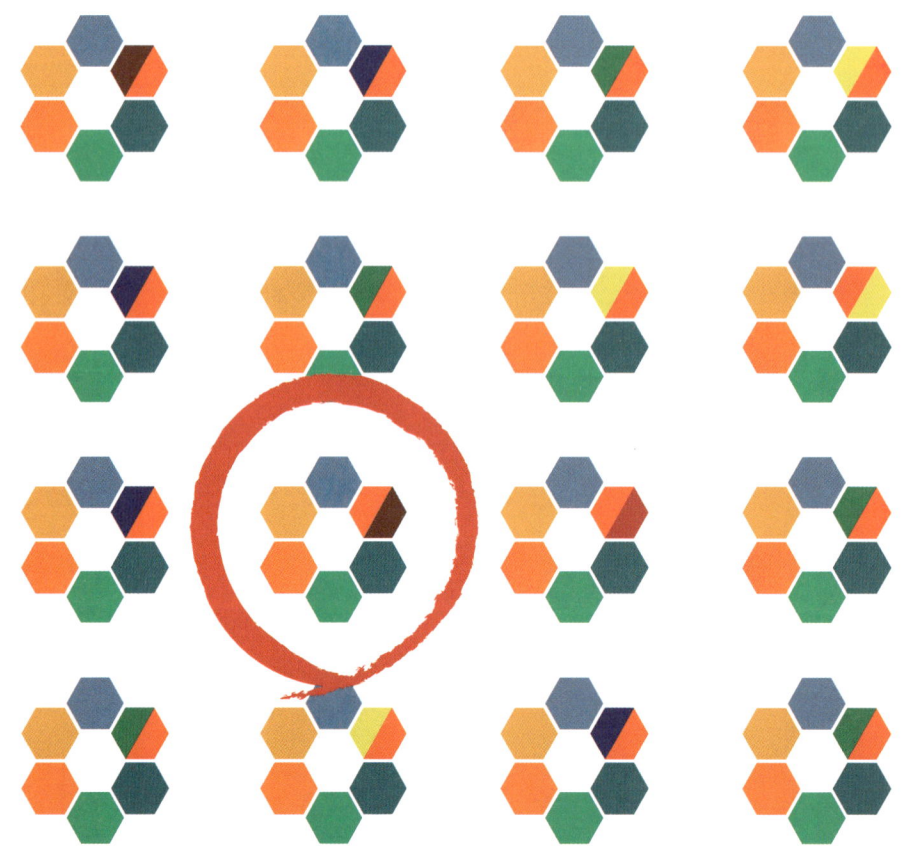

정답 및 해설

10일차

76P. 규칙 발견하기(수행기능)

[정답] 2

정답 갯수	배점	비고
1개	5점	

2행=3행+1행-10 입니다.

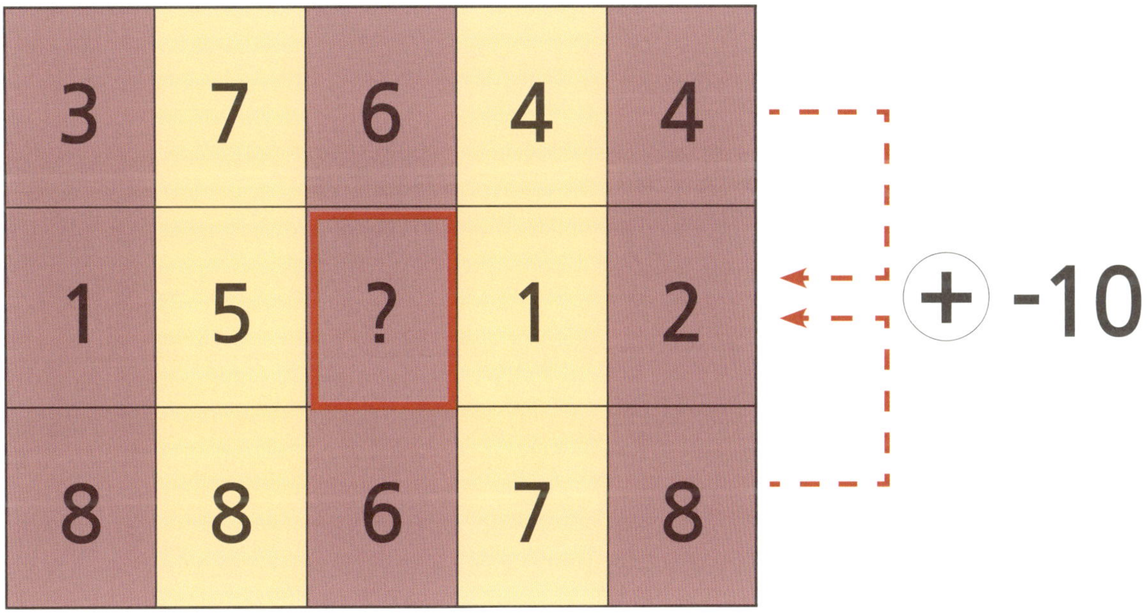

3	7	6	4	4
1	5	?	1	2
8	8	6	7	8

(3행 + 1행) + (-10) = 2행

정답 및 해설　　11일차

79P. 노인 외래 정액제(기억력)

[정답] 1,800원

정답 갯수	배점	비고
1개	5점	

80P. 막대 글자 암호 (시공간능력)

[정답] ㅅㅡㅁㅣㅅㅣㅇ (스미싱)

정답 갯수	배점	비고
1개	5점	

81P. 반찬 가게(계산능력)

[정답] 49,200원

바지락쑥국 600g = 11,900×2 = 23,800원
더덕구이 300g = 8,900원
취나물무침 450g = 5500×3 = 16,500원

정답 갯수	배점	비고
1개	5점	

정답 및 해설   11일차

82P. 초성퀴즈(언어능력)

[정답] 유비무환

정답 갯수	배점	비고
1개	5점	순서 일치

83P. 같은 색 글자 찾기(주의력)

[정답] 글자 의미와 글자 색이 같으면 정답

정답 갯수	배점	비고
1개	5점	

빨강	주황	파랑	초록
노랑	초록	빨강	초록
파랑	빨강	파랑	빨강
파랑	주황	파랑	파랑
파랑	주황	노랑	빨강
빨강	초록	빨강	파랑
파랑	초록	주황	초록
노랑	파랑	파랑	파랑

(정답: 파랑 - 세 번째 줄 첫 번째 칸)

정답 및 해설 — 11일차

84P. 도형 숫자(수행기능)

[정답] 15

정답 갯수	배점	비고
1개	5점	

3열의 ♣+♣+♥=12 에서 ♣ = 3, ♥ = 6 라고 가정하면
1행의 ♠+♠+♣=17 에서 ♠ = 7 입니다.

1열의 ♠+♥+♠=7+6+7=20이므로 위의 가정이 맞는 것을 알 수 있습니다.

따라서
2행의 ♥+♥+♣=6+6+3=15

정답 및 해설

12일차

86P. 배회 감지기 보급(기억력)

[정답] 2회

정답 갯수	배점	비고
1개	5점	

87P. 글자 반사하기 (시공간능력)

[정답] **아래와 같으면 정답**

정답 갯수	배점	비고
1개	5점	

비행기 (거울상)

88P. 구슬 숫자 파악하기(계산능력)

[정답]
노란색 구슬 = 9
파란색 구슬 = 9×2+3 = 21
보라색 구슬 = 9+7 = 16
초록색 구슬 = (21-16)×4 = 20
빨간색 구슬 = 20×4-9 = 71

정답 갯수	배점	비고
3개 이상	5점	
2개	3점	
1개	1점	

정답 및 해설　　　　　12일차

89P. 감각 표현 (언어능력)

[정답]
아이스크림 표현 : 시리다, 달콤하다, 차갑다
짬뽕 표현 : 얼큰하다, 얼얼하다

정답 갯수	배점	비고
5개	5점	
4개	4점	
3개	3점	
2개	2점	
1개	1점	

90P. 숫자 연결하기(주의력)

[정답] 아래와 똑같으면 정답

정답 갯수	배점	비고
1개	5점	

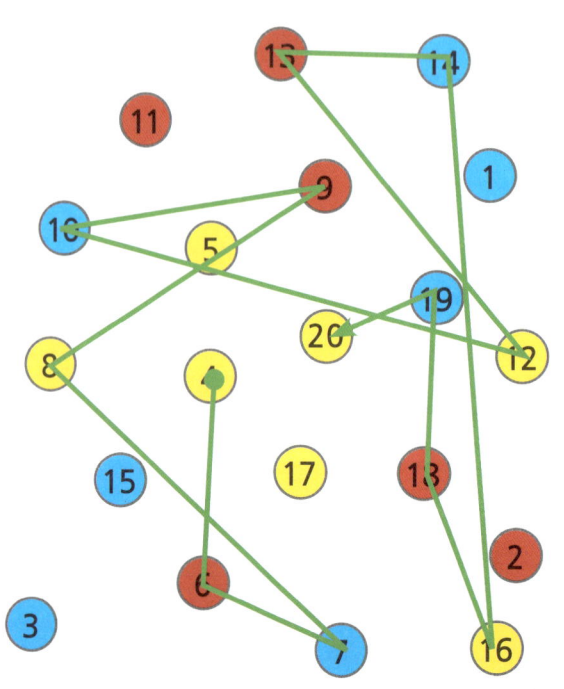

정답 및 해설

12일차

91P. 약속 시간 지키기(수행기능)

[정답] 출발시간 12시40분

정답 갯수	배점	비고
1개	5점	

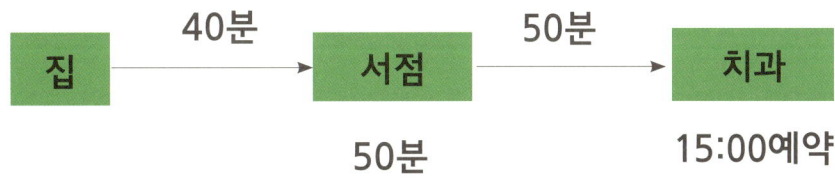

출발시간 = 15:00 - 0:50 - 0:50 - 0:40 = 12:40

정답 및 해설   13일차

93P. 식사 요법(기억력)

[정답] 6그릇

정답 갯수	배점	비고
1개	5점	

94P. 버스 노선도 (시공간능력)

[정답] **2161번**

정답 갯수	배점	비고
1개	5점	

95P. 육류 구매(계산능력)

[정답] 8,600원

생앞다리살 450g = 800×4.5 = 3,600원
삼계닭 500g = 1,000×5 = 5,000원
결제가격 = 3,600+5,000 = 8,600원

정답 갯수	배점	비고
1개	5점	

정답 및 해설　　13일차

96P. 의미의 다양성 (언어능력)

[정답] 눈

정답 갯수	배점	비고
1개	5점	

97P. 다른 색 찾기(주의력)

[정답] 아래와 똑같으면 정답

정답 갯수	배점	비고
1개	5점	

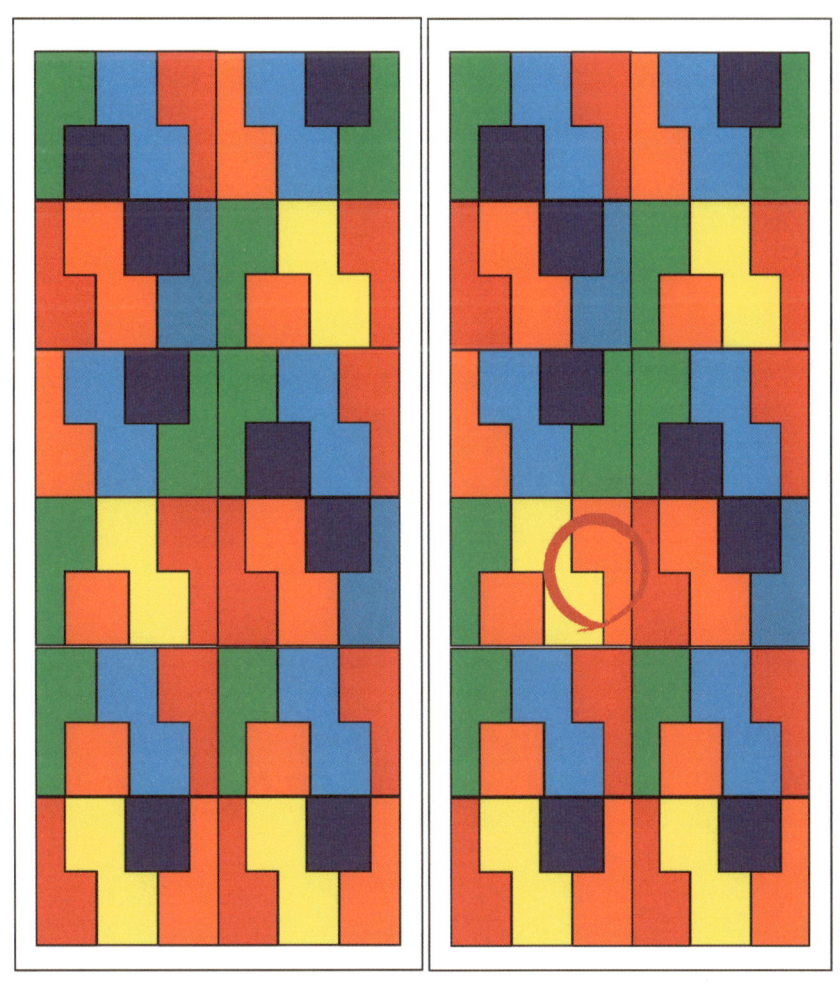

정답 및 해설 — 13일차

98P. 물통 채우기(수행기능)

[정답]
01. 4L 물통으로 9L 물통에 3번 부어 가득 채우면 3L가 남습니다.
02. 남은 3L를 목표 물통에 채웁니다.
03. 01~02번을 한 번 더 반복하면 6L가 됩니다.

정답 갯수	배점	비고
1개	5점	

정답 및 해설

14일차

100P. 추천식단(기억력)

[정답] 불고기

정답 갯수	배점	비고
1개	5점	

101P. 물에 비친 막대 (시공간능력)

[정답] **아래 모양과 같으면 정답**

정답 갯수	배점	비고
1개	5점	

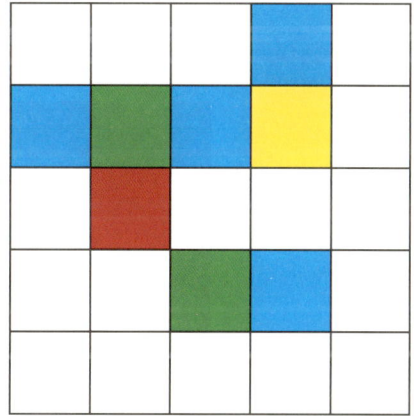

102P. 뮤지컬 관람(계산능력)

[정답] 168,000원

성인 2명 S석 = 120,000×2 = 240,000원
프리뷰 할인 30% = 240,000×0.7 = 168,000원

정답 갯수	배점	비고
1개	5점	

정답 및 해설

14일차

103P. 등산 안전 수칙 (언어능력)

[정답] 식별표지

정답 갯수	배점	비고
1개	5점	

104P. 종량제 쓰레기(주의력)

[정답] 알약포장재 이미지 다름

정답 갯수	배점	비고
1개	5점	

정답 및 해설

14일차

105P. 시계 바늘(수행기능)

[정답] 08시50분

정답 갯수	배점	비고
1개	5점	

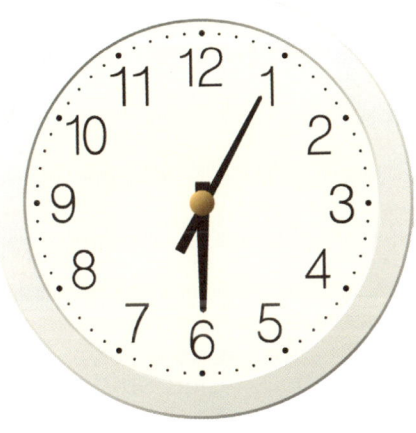
06:05

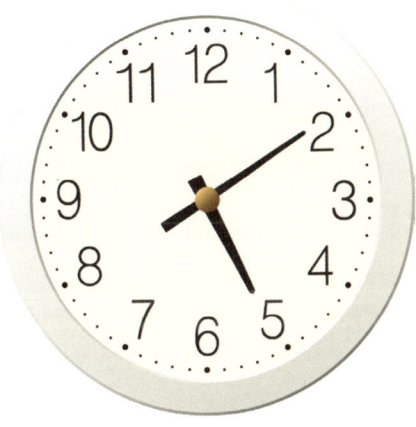
17:10

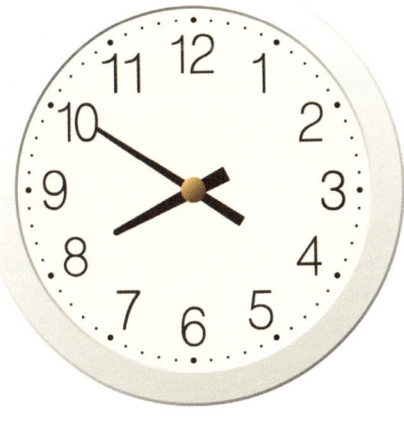
08:50

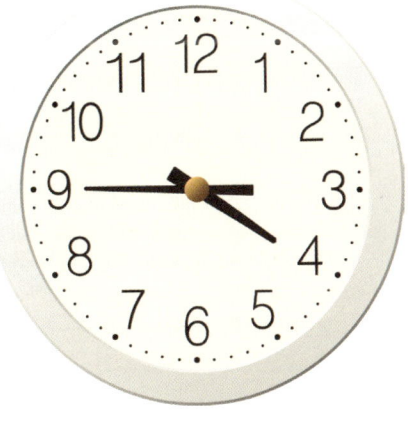
16:45

정답 및 해설　　　　　　　　　15일차

107P. 디지털 도어락 열기(기억력)

[정답] 아래와 같으면 정답

정답 갯수	배점	비고
1개	5점	

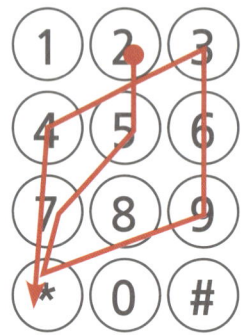

108P. 옆면 모양 맞추기 (시공간능력)

[정답] **첫 번째 선택**

정답 갯수	배점	비고
1개	5점	

109P. 관리비 납입영수증(계산능력)

[정답] 1,000원 지폐 : 126장/ 100원 동전 : 5개/ 10원 동전 : 4개

관리비 총계 = 93,390+33,150 = 126,540

정답 갯수	배점	비고
3개	5점	
2개	3점	
1개	1점	

정답 및 해설

15일차

110P. 연관 단어 (언어능력)

[정답] 피부, 머릿결, 감촉 등(연관된 단어면 정답)

정답 갯수	배점	비고
3개	5점	
2개	3점	
1개	1점	

111P. 같은 모양 박스 찾기(주의력)

[정답] 아래와 같으면 정답

정답 갯수	배점	비고
1개	5점	

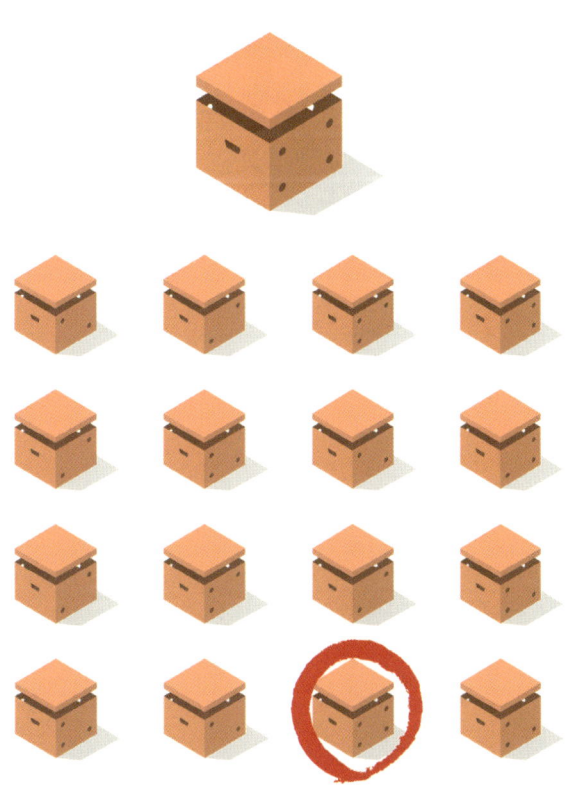

정답 및 해설　　　　　15일차

110P. 숫자 규칙 찾기(수행기능)

[정답] 37

정답 갯수	배점	비고
1개	5점	

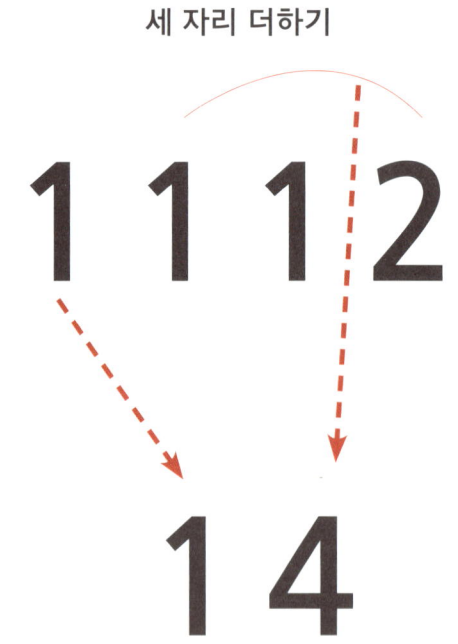

정답 및 해설　　　　16일차

115P. 노인 실명예방(기억력)

[정답] 비급여항목

정답 갯수	배점	비고
1개	5점	

116P. 같은 모양 찾기 (시공간능력)

[정답] 아래와 같으면 정답

정답 갯수	배점	비고
1개	5점	

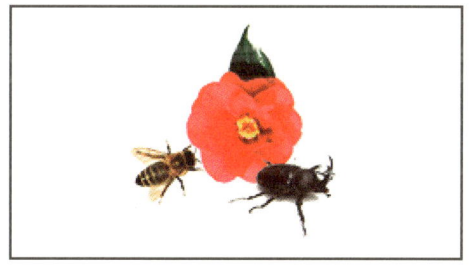

117P. 식용유 가격 비교(계산능력)

[정답] 6번이 1L당 5,600원으로 가장 저렴합니다.

정답 갯수	배점	비고
1개	5점	

구분	1L 당 가격(원)
1	6,200
2	6,020
3	6,400
4	6,300
5	5,750
6	5,600
7	5,800

정답 및 해설

16일차

118P. 문장배열 (언어능력)

[정답]
1. 옷을 벗는다.
2. 샤워를 한다.
3. 수건으로 물기를 닦는다.
4. 화장품을 바른다.

정답 갯수	배점	비고
3개 이상	5점	순서일치
2개	3점	순서일치
1개	1점	

119P. 같은 곡식 찾기(주의력)

[정답] 아래와 같으면 정답

정답 갯수	배점	비고
1개	5점	

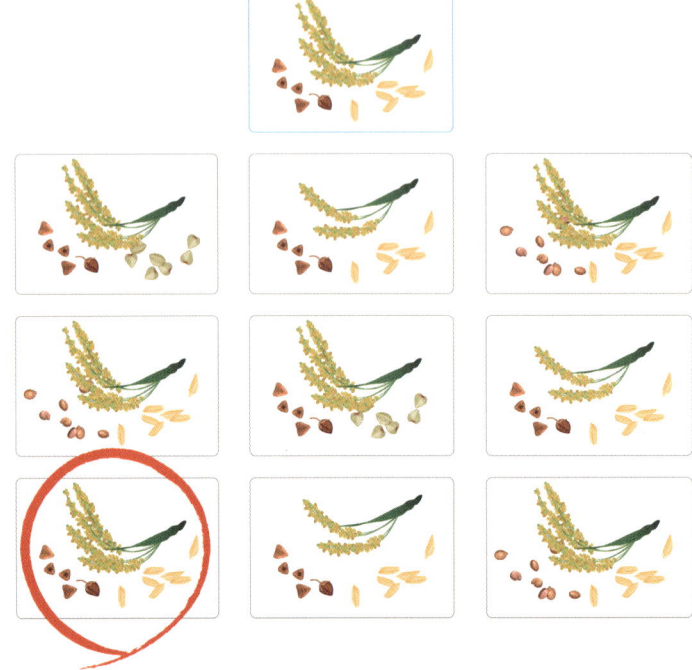

정답 및 해설

16일차

120P. 단어 규칙 찾기(수행기능)

[정답] 1

정답 갯수	배점	비고
1개	5점	

'ㄱ'의 갯수입니다.

정답 및 해설　　　　17일차

122P. 전자레인지 사용(기억력)

[정답] 날계란, 감자

정답 갯수	배점	비고
2개	5점	
1개	3점	

123P. 거울에 비친 숫자 (시공간능력)

[정답] **아래와 같으면 정답**

정답 갯수	배점	비고
1개	5점	

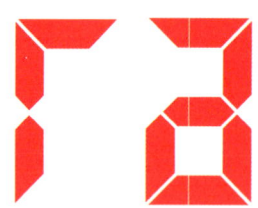

124P. 노인 단기가사 지원(계산능력)

[정답] 36,000원

정답 갯수	배점	비고
1개	5점	

본인부담금 = 서비스가격 - 정부지원금
　　　　　= 311,040-275,040 = 36,000원

정답 및 해설

17일차

125P. 상상해서 그리기 (언어능력)

[정답] 그림과 내용의 연관성이 있으면 정답(04번 내용 작성도 별도의 정답 갯수로 인정)

정답 갯수	배점	비고
3개 이상	5점	
2개	3점	
1개	1점	

126P. 같은 계산기 찾기(주의력)

[정답] 아래와 같으면 정답

정답 갯수	배점	비고
1개	5점	

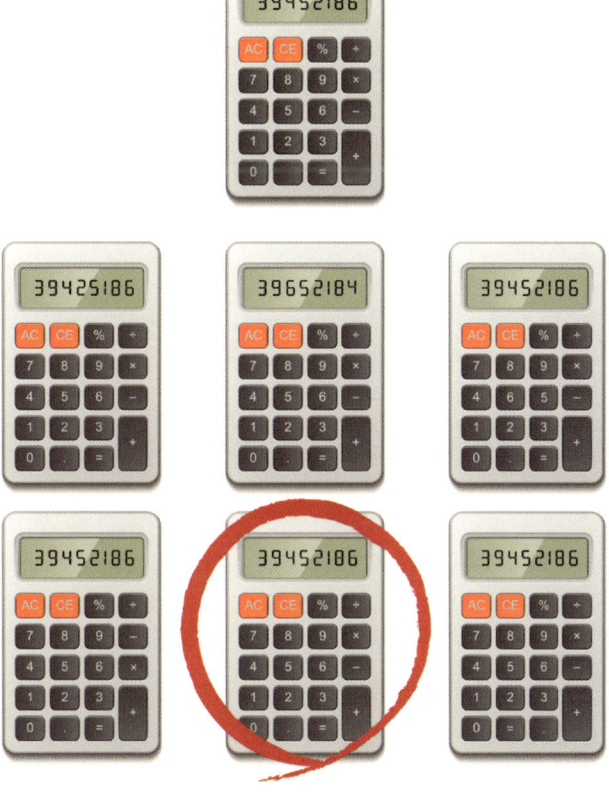

정답 및 해설   17일차

127P. 성냥 개비 계산(수행기능)

[정답] 아래와 같으면 정답

정답 갯수	배점	비고
1개	5점	

8에서 성냥 한 개를 빼서 6으로 만들고 (-) 위에 성냥 한 개를 더해서 (=)로 만듭니다.

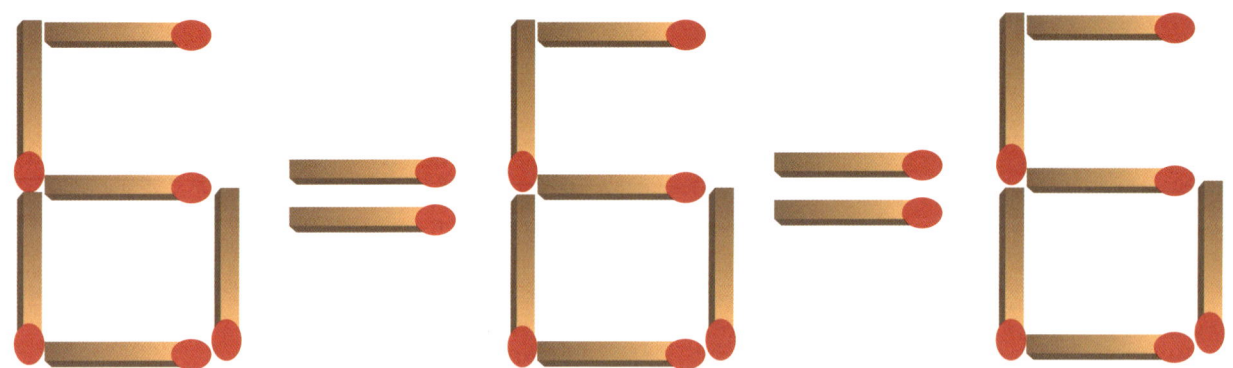

정답 및 해설　　　　　　　　　　18일차

129P. 심근경색(기억력)

[정답] 어깨, 팔

정답 갯수	배점	비고
1개	5점	

130P. 바둑알 놓기 (시공간능력)

[정답] **아래와 같으면 정답**

정답 갯수	배점	비고
1개	5점	

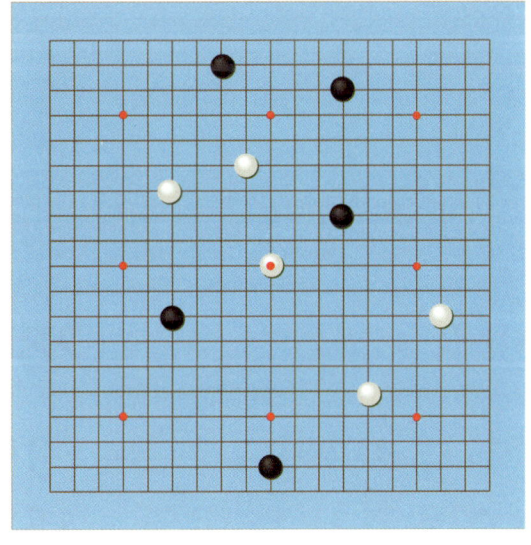

131P. 지역공동체 일자리 사업(계산능력)

[정답] 629,760원

월급여 : 주16시간×4주×8,590원=549,760원
간식비 : 주4일×4주×5,000원=80,000원

정답 갯수	배점	비고
1개	5점	

정답 및 해설　　　　18일차

132P. 감염예방 (언어능력)

[정답] 손씻기

정답 갯수	배점	비고
1개	5점	

133P. 병원 전단지(주의력)

[정답] 아래와 같으면 정답

정답 갯수	배점	비고
1개	5점	

개원 3주년 맞이 이벤트

01. MRI 검진비　　　28만원

02. 독감예방주사 4만원 → 3만원
　　대상포진 예방주사 18만원 → 15만원
　　폐렴구균 예방주사 13만원 → 10만원

02. 인공관절 수술비　　　190만원
　　안면 성형술　　　120만원

정답 및 해설

18일차

134P. 숫자 채우기(수행기능)

[정답] 아래와 같으면 정답

정답 갯수	배점	비고
1개	5점	

5	4	3	14
6		2	13
7		1	12
8	9	10	11

201

정답 및 해설

19일차

136P. 플라스틱 표시(기억력)

[정답] HDPE, PP

정답 갯수	배점	비고
2개	5점	
1개	3점	

137P. 화살표 그리기 (시공간능력)

[정답] **아래와 같으면 정답**

정답 갯수	배점	비고
1개	5점	

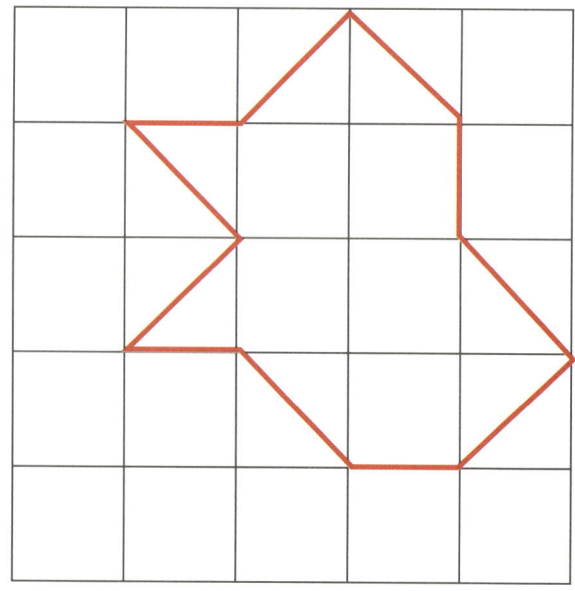

138P. 고속버스 운행시간표(계산능력)

[정답] 19:00 우등고속/ 결제가격 = 21,500×5 = 107,500원

정답 갯수	배점	비고
2개	5점	
1개	3점	

정답 및 해설

19일차

139P. 식중독 예방 (언어능력)

[정답] 소독

정답 갯수	배점	비고
1개	5점	

140P. 틀린 눈금 찾기(주의력)

[정답] 아래와 같으면 정답

정답 갯수	배점	비고
1개	5점	

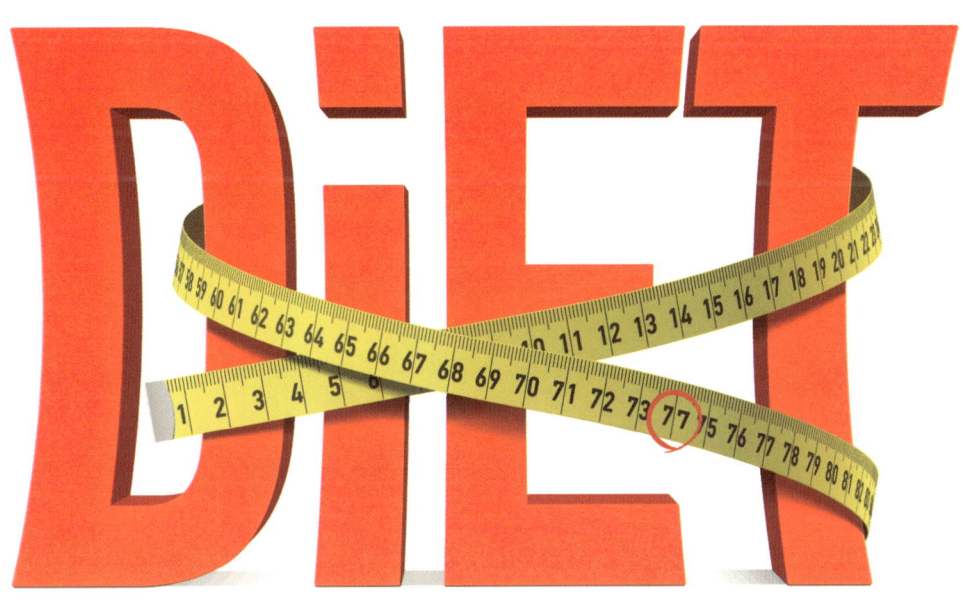

정답 및 해설

19일차

141P. 한 붓 그리기(수행기능)

[정답] 아래와 같거나 한 붓으로 그리면 정답

정답 갯수	배점	비고
1개	5점	

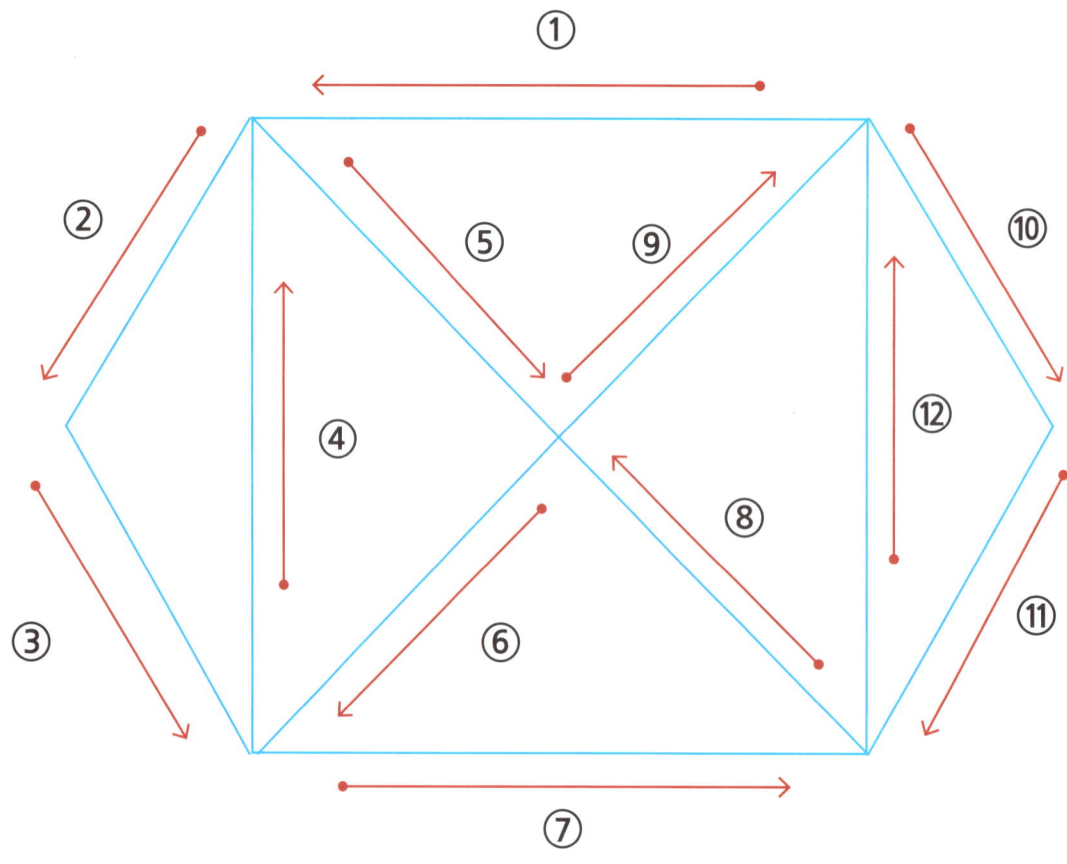

정답 및 해설 20일차

143P. 미세먼지 도움 식품(기억력)

[정답] 배, 블루베리

정답 갯수	배점	비고
2개	5점	
1개	3점	

144P. 약도 그리기 (시공간능력)

[정답] **아래와 같으면 정답**

정답 갯수	배점	비고
7개 이상	5점	
3~6개	3점	
3개 미만	1점	

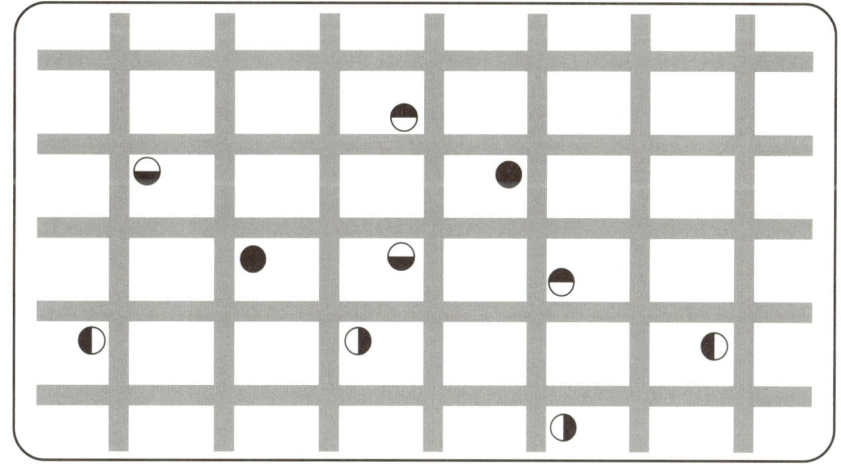

145P. 경주 여행경비(계산능력)

[정답] 전체 식비 = 540,000/ 인당 식비 = 270,000원
따라서 인당 평균 식비 = 270,000/6끼 = 45,000원

정답 갯수	배점	비고
1개	5점	

정답 및 해설　　　　　　　　　20일차

146P. 속담완성 (언어능력)

[정답] 1번 : 헤엄, 2번 : 이야기, 3번 : 돌다리

정답 갯수	배점	비고
1개	5점	

147P. 연하식품 조리(주의력)

[정답] 4번 : 청경채⋯시금치

정답 갯수	배점	비고
1개	5점	

정답 및 해설

20일차

148P. 열량 소모량(수행기능)

[정답] 빠르게걷기/ 60분/ 304kcal
      등산/ 120분/ 784kcal

정답 갯수	배점	비고
3개	5점	
2개	3점	
1개	1점	

제육볶음+된장찌게+수정과 열량 = 1,085kcal

등산 120분 소모열량 =784kcal

따라서 나머지 301kcal 소모하기 위해 빠르게 걷기를 60분(304kcal) 동안 해야 합니다.

평가표

훈련기간 : 20   년   월   일 ~ 20   년   월   일

학습자 번호 :   학습자명 :

No.	기억력	시공간능력	계산능력	언어능력	주의력	수행기능
1						
2						
3						
4						
5						
7						
8						
9						
11						
12						
13						
14						
15						
17						
18						
20						

[배점 시 유의사항]

1. 0점~5점을 배점합니다.(6점 척도 사용)
2. 각 배점에서 도움의 횟수가 3회 이상일 경우 1점씩 감점하여 기입합니다.

20   년   월   일

소 속 :
지도사 :   (인)